KB231664

인생을 젊고 건강하게

탈모 예방과 **모발** 클리닉

장정훈 · 전재홍 지음

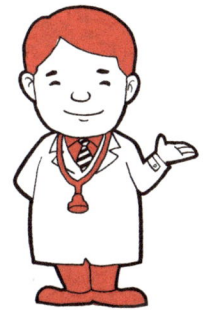

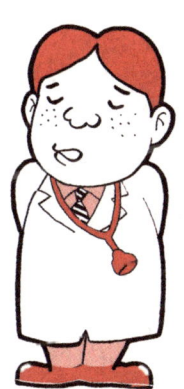

가림출판사

이번에 출간된 『탈모 예방과 모발 클리닉』은 미용적인 측면과 더불어 우리가 일상적으로 고민하고 궁금해 하는 내용들을 피부과 전문의인 저자들의 치료 경험을 토대로 다양한 예를 들어가면서 무척 흥미롭게 구성되어 있다.

누구는 털이 없어서 고민이고, 누구는 또 털이 너무 많아서 고민이다. 이에 요즘 누구나 관심을 갖고 있는 모발 이식술이나 제모 레이저 치료는 물론이고 이와 관련된 피부질환과 상식들을 독자들이 이해하기 쉽게 설명하고 있어서 올바른 의학적 상식을 부담없이 익힐 수 있으며 상당부분은 전문의와의 상담을 대신할 수 있다고 느껴진다.

모발 이식술이나 레이저 치료에 대하여 의사가 아니더라도 일반인들이 보다 정확한 효과를 기대할 수 있게 만든다. 반면 레이저 치료만으로도 100% 효과를 기대해서도 안 된다고 지도하는 면에서 저자의 글은 읽을수록 알찬 열매와 같은 지도서라 생각된다.

지금까지 국내뿐 아니라 외국에서 연구전임의가 아닌 실제 진료실에서 진료하는 임상전임의로서 다양한 인종을 대상으로 치료한 경험과 외국 유명 의사들과의 교류를 통하여 활발히 활동할 수 있는 것은 저자에게 그만큼 앞선 지식과 노력이 있기 때문이라고 생각한다.

　헤어스타일이 바뀌면 단지 그 사람의 외형만 바뀌는 것일까? 물론 그렇지 않다. 그 이상의 긍정적인 면이 있다고 생각한다. 보다 자신을 아름답고 단정하게 가꾸는 것은 그만큼 자신을 소중히 여긴다는 이야기고 아무리 힘든 일에 부딪치더라도 극복하고 이루어낼 수 있다는 자신감을 갖게 되는 것과 같다고 생각한다.

　독자들은 이 책을 통해 건강한 모발을 갖고 더 나아가 당당한 자신감을 회복하기를 바란다.

2001년 11월

헤어디자이너 유지승

"세상이 모두 아름답다고 알았던 것이 꾸민 아름다움이었다
면, 그것은 악하다."

- 노 자

신체는 부모님께 받은 것이므로 손상시키지 않는 것이
효의 근본이라는 유교적인 사회분위기 속에서 살고 있는 우리
에게 털을 이식하거나 제거하자고 하는 나는 노자의 말대로
진정 악한 존재인가?

사람은 누구나 아름다워지고 싶고 젊어지고 싶은 욕망
이 있다. 외모도 중요하지만 깨끗한 피부와 함께 실제적으로
보다 중요한 것이 우리 몸의 대부분을 덮고 있는 털이라 할 수
있다. 털은 우리에게 성적매력을 줄 뿐만 아니라 피부를 보호
하는 기능이 있다. 이 밖에 헤어스타일이 바뀌면 그 사람이 달
라보이는 것처럼 모발에는 중요한 의미가 있디. 즉 하찮아 보
이는 털이지만 개개인에게 '삼손과 데릴라'의 삼손처럼 불가
사의한 능력을 가능하게 한다.

자신감, 털에 대한 용기를 주고자 함이 이 책을 쓴 목적
이다.

실제로 모발 문제로 서점에 들르면 많은 책들을 만날 수
있지만 독자 입장에서 알기 쉽게 서술된 책을 찾기가 힘들었다.

그래서 이 책에서는 격식을 차리며 전문 지식을 뽐내기보다는 편안하게 읽을 수 있고, 전문가들이 보아도 손색 없도록 내용을 서술했다.

약물 치료의 한계를 밝혀 수술을 받고 싶지만 용기가 없어서 두려워하는 사람들이 보다 자신감을 얻어 적극적으로 문제를 극복할 수 있게 했으며 이렇게 함으로써 궁극적으로 육체적으로나 정신적으로 낭비 없는 건강한 삶을 살아가는 데 도움이 되고자 했다.

본업이 글을 쓰는 직업이 아니지만, 독자들이 이 책을 읽으면서 저자가 혼신을 다한 정성이 들어가 있는 책이구나 하는 느낌을 받을 수 있었으면 더 이상 바랄 것이 없겠다. 이 책을 읽고서 망상을 쫓기보다는 원하는 구체적인 열매를 얻을 수 있기를 바란다.

또한 책이 나오기까지 물심양면으로 도와주신 가림출판사의 강선희 사장님을 비롯한 직원분들에게도 감사의 뜻을 전한다.

2001년 10월
장정훈 · 전재홍

C·O·N·T·E·N·T·S

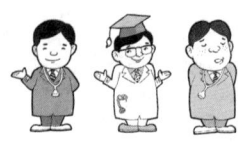

4   탈모의 종류에 대하여

C·O·N·T·E·N·T·S

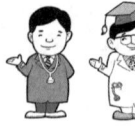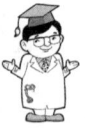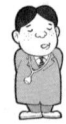

C·O·N·T·E·N·T·S

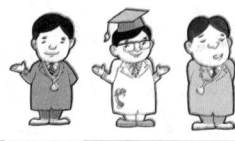

9 탈모, 그 우울한 그림자를 떨치기 위해

제 1 장

털 때문에 털털거리는 인생

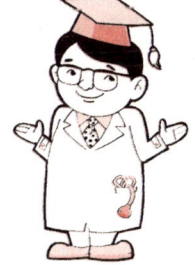

대머리만 아니라면 괜찮아요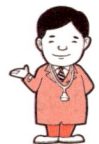

어느 조사 결과를 보면, 대머리 환자들 중 55.7%가 그로 인해 사회생활에 지장을 받는다고 답했다. 업무 처리 능력이나 외국어 실력, 또는 인간성이나 지적 소양 같은 것들 때문이 아니라 단지 대머리라는 외형적인 사실 때문에 사회 생활에 있어서 '불이익'을 받는다는 것이다.

물론 그렇지 않다고 답변을 한 사람들도 대머리라는 사실을 모두 초연하게 받아들이는 것은 아니었다. 전체 답변자 중 82.8%가 다른 사람이 자신의 탈모에 관심을 보이면 '수치심'을 느낀다고 답변했다. 은연중에라도 항상 머리 때문에 상대방이 자신을 이상하게 보지나 않을까 하는 의구심을 품으면서 살아가게 되고, 그로 인해 대인관계에서 소극적인 성향을 띠게 되어 사회생활에 지장을 받는다는 것이다.

실제로 그들 중 머리 때문에 놀림을 받았던 경험이 있는 사람이 69.8%나 되었고, 나이 많은 사람으로 오인받은 경우도 45.3%나 되었다. 미혼 남성들인 경우에는 89.3%가 결혼에 지장이 있을 것이라고 우려했다.

이러한 조사 결과는 무엇을 말해주는 것일까?

인생에 있어 가장 중요하다면 중요하다고 할 수 있는 결혼과 취업, 직장생활 모두에서 대머리라는 사실이 마이너스 요인으로 작용하고 있다는 현실이다. 더욱 중요한 것은, 그것이 현실적으로 사실이든 아니든 '당사자들'은 그로 인한 심한 콤플렉스에 시달리고 있다는 점이다.

또한 우리 사회에서 대머리에 대한 선입견이 마이너스 요인으로 작용하고 있다는 것도 사실이다.

일례로, 항간에 이런 유머가 한창 유행했던 것을 기억하고 있을 것이다.

서른을 넘기도록 장가를 가지 못한 노총각이 드디어 맞선을 통해 애인을 사귀게 되었다. 둘은 서로를 깊이 사랑했지만 그 사랑이 깊어지면 깊어질수록 노총각의 마음은 점점 초조해져만 갔다.

그에게는 영원히 감추고 싶은, 그러나 도저히 감출 수가 없는 '비밀'이 있었으니, 바로 대머리였던 것이다.

여러 날을 고민하던 끝에 노총각은 드디어 그 사실을 털어놓기로 결심하고는 힘겹게 입술을 열었다.

"저 있잖아…, 나 고백할 게 한 가지 있는데…."

노총각의 느닷없는 '고백'이란 말에 여자는 여자대로 놀란 표정을 지었다. 그도 그럴 것이, 결혼을 앞둔 남자가 '고백'이란 걸 하겠다고 했을 땐 필시 '건널 수 없는 강'까지도 넘었었던 '과거'와 관련된 이야기가 아니겠는가? 노총각의 너무나 심각한 표정으로 봐서는 옛 애인과의 사이에 아이가 있을지도 모른다는 짐작을 하게 하였다.

여자는 불안감으로 가슴이 세차게 쿵쾅거렸지만 겨우 진정시키고는 차분하게 대답했다.

"무슨 말이라도 들을 준비가 되어 있어요. 난 철수 씨를 믿으니까요. 철수 씨한테 어떤 결점이 있다고 해도 난 철수 씨를 받아들일 수 있어요. 대머리만 아니라면요!"

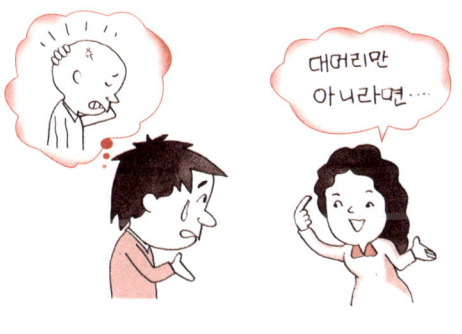

이 대답을 들은 노총각의 심정은 과연 어땠을까?

머리 심고 결혼한 남자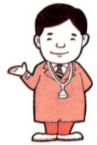

　나에게 치료를 받은 대머리 환자들도 그로 인한 스트레스는 일반인들이 생각하는 것보다도 훨씬 더 심각한 경우가 많다.

　모낭 이식 수술을 받았던 J의 경우도 그렇다.

　그는 서른 네 살의 외모 출중하고 명문대를 졸업한 후 대기업에 취업한 전도유망한 젊은이였다. 아버지는 모은행의 부장까지 지내다가 정년퇴임한 상태였고 누이 둘은 모두 고등학교 교사였다. 한마디로 점잖고 단란한 중산층 가정이라 할 수 있다. J가 외아들이라는 게 흠이라면 흠일 수 있겠지만, 그의 부모는 애초부터 아들 내외를 분가시킬 계획을 가지고 있었다.

　뿐만 아니라 알뜰하고 야무진 어머니의 덕택으로 아버지의 퇴직과 동시에 3층 짜리 건물을 매입하여 임대함으로써 자신들의 노후를 스스로 책임지고 있었으므로 시부모 부양에 부담을 느껴야 할 계제도 아니었다. 더구나 그 건물은 장차 고스란히 J에게 상속될 것이었다.

　모든 것이 갖추어진 그에게 결혼을 못 할 이유는 전혀 없을 것 같았다.

　그런데도 J는 서른 네 살이 될 때까지 결혼을 하지 못하여 부모의 속을 태웠다. 짐작하다시피 이유는 단 한 가지, 그가 대머리라는 사실 때문이었다.

　그는 안타깝게도 대학 신입생 시절부터 탈모가 진행되기 시작했다고 한다. 인생에서 가장 빛나는 시절에 앞이마가 점점 훤해지기 시작했으니 그 흔한 미팅도 제대로 한 번 해볼 수가 없었다. 친구들과 함께 다니면 고시공부 때문에 학교에 남아있는 4~5년 선배인 예비역으로 오인받기 일쑤였다.

　마치 인생처럼, 탈모는 한 번 진행되기 시작하면 멈추질 않는다.

　따라서 그의 이마는 점점 넓어졌고 대학을 졸업할 즈음에는 혈기왕성한 이십대 청년이라고 부르는 게 민망할 정도로 '중년의 대머리 신사'가 되어 있었다. 직장생활중 마음을 준 여직원이 없었던 것은 아니었지만, 그들은 하나같이 애인이나 남편감으로는 '대머리' J를 거부했다.

　맞선에서도 번번이 퇴짜를 맞았음은 당연지사이다. J와 어울리는 여자들은 모두 자신의 남편과 2세가 대머리라는 사실을 용납하지 않았다. 사회에서 그토록 강한 힘을 발휘하는 학벌과 안정된 직장과 알부자라는 배경도 '대머리'라는 사실 앞에서는 무용지물이었다. 그렇다고 대화가 통하지 않는 아무 여자를 아내로 맞이할 수도 없는 노릇이었다.

그러는 사이 세월은 흘러 J는 서른 네 살의 노총각이 되었고, 외아들을 몽달귀신으로 만들 수 없다는 부모의 손에 이끌려 병원에 오게 되었다. 진작부터 J 자신도 전문적인 치료를 받아야 할 필요성을 절실히 느끼고 있던 터라 부모의 뜻에 순순히 동의하였다.

그리하여 J는 모낭 이식 수술을 받았다. 상대적으로 숱이 많은 뒷머리 부위의 머리카락을 민둥산 같은 앞이마와 정수리에다 옮겨 심는 것이었다. 수술은 잘 되었고 일곱 달 후 J는 결혼을 하게 되었다.

그렇다면 그는 머리를 옮겨 심었다는 이유만으로 결혼을 하게 된 것인가?

나는 이에 대해 NO!라고 대답한다. 그는 물론 모낭 이식 수술을 통해 대머리를 감출 수 있게 되었다. 아니, 대머리를 탈출하게 되었다. 그러나 그것 때문에 여자들의 호감을 사고 결혼을 하게 된 것은 아니라고 생각한다.

중요한 것은 수술 후 J의 자신감이 회복되었다는 사실이다. 대부분의 대머리 환자들이 그러하듯이, 그 또한 예전에는 남들 앞에서 알게 모르게 위축되는 면이 있었다. 겉으로는 무심한 척하면서도, 누군가가 자신의 머리 이야기를 하지 않을까 하여 노심초사했고, 실제로 자신의 머리가 화제에 오르면 수치심을 느끼곤 하였다. 그래도 남자들 사이에서는 그것이 심각한 문제가 될 수 없었지만 여자와의 관계에 있어서는 사태가 좀 달랐던 것이다.

여자를 본격적으로 사귀기에 앞서 J의 머리 속에는 항상 '저 여자도 내 머리 때문에 나를 좋아하지 않을 것이다'라는 생각이 담겨 있었다. 그러다보니 여자에게 적극적으로 대할 용기도 없었고, 허심

탄회한 진실을 고백할 기회도 갖지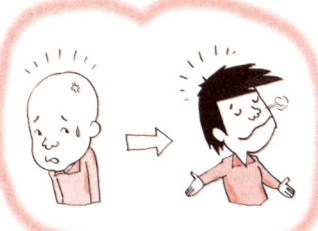
못했다.

　그런데 수술을 하고 나서는
대머리 때문에 상처받았던 지난날까
지도 진솔하게 털어놓을 수 있는 자신
감을 갖게 된 것이다.

　그에게서는 아직까지도 가끔 연락이 오는데, 바로 얼마 전에는
딸아이가 첫 돌을 맞이했다는 이메일을 받은 바 있다. 더군다나 그보
다 다섯 살 연하인 부인이 둘째를 임신했다는 소식과 함께.

남편사업 안 되는 게 털 없는 내 탓이라고?

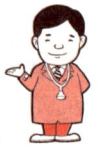

남의 집 살림과 속내는 당사자가 아니면 모르는 법이다. 겉으로 보면 다들 멀쩡하고 그럭저럭 행복한 것 같지만, 실상을 살펴보면 시름 한 두가지씩 안고 사는 게 우리네 살림살이다. 아파트단지 불빛이란 게 따지고 보면 형제들끼리의 분란, 남편 혹은 아내의 외도, 부모의 고질병, 남 모르는 빚, 아귀 같은 친척, 아이들의 탈선 등으로 깜빡거리는 환영이라고 볼 수 있다.

마흔 살의 H씨는 분당에 사는 주부다.

아들 하나, 딸 하나를 두었으며 36평 아파트에 살고 있다. 아이들은 호들갑스러운 과외를 시키지 않아도 상위권 성적을 유지했고 남편은 가정적이었다. H씨도 백화점 문화센터에서 '서양미술 감상법'이라는 강좌 수강을 하는 등 나태한 '아줌마'로 전락하지 않기 위해 적절한 긴장상태로 자신을 이끌었다.

겉으로만 본다면야 H씨는 걱정거리 없는 팔자 좋은 신도시 주부였다.

그러나 H씨는 사춘기 이후 대중 목욕탕과 수영장에 가본 적이 없다. 같은 아파트에 사는 주부들이 함께 헬스와 에어로빅을 하자고 할 때도 거절하느라 진땀을 빼야 했다. 헬스나 에어로빅을 하면 샤워장을 이용해야 하고, 그렇게 되면 깊숙한 자신의 비밀이 드러나기 때문이었다.

H씨의 비밀은, 다름이 아니라 '무모증'이라는 것이었다. 즉 누구나 있게 마련인 음모(陰毛)가 H씨에게는 없었던 것이다. 그 때문에 H씨는 아이들이 철들 무렵부터는 아이들과도 함께 목욕해본 적이 없었다.

하지만 남편의 사업이 위기에 처하기 전까지 H씨는 무모증 때문에 가슴앓이 같은 것은 하지 않았었다. 한창 민감할 때인 사춘기 시절이나 수줍은 처녀 시절에는 이 '남 모르는 콤플렉스' 때문에 고민을 하지 않은 것은 아니지만 결혼 이후에는 남편이 전혀 문제를 삼지 않았기 때문에 신경쓸 필요가 없었던 것이다.

남편은 원래 직장에 다니다가 IMF 구제 금융 사태 당시 사직을 했다. 사표를 내지 않아도 구조조정 때문에 언제 실직힐 지 모르던 시절이라 남편은 먼저 사표를 던진 후 본격적인 사업 준비에 뛰어들었다.

H씨의 남편은 다섯 달 간의 준비 끝에 유명 패스트푸드 체인점을 따내고 번화가에 위치한 상가 건물을 계약했다. 사업은 번창했다. 왜 진작에 직장을 그만두지 않았나 하는 후회가 들 정도로 말이다.

그런데 작년 초에 드디어 문제가 발생하고 말았다. 남편의 가게가 입주한 상가 건물이 통째로 부도가 난 것이다. 남편을 비롯한 입주자들은 날마다 모여서 대책을 의논했고, 상가 건물을 살릴 방도는 없는지, 보증금과 권리금은 어떻게 되는지 사방팔방으로 뛰어다니며 알아봤다.

그런 와중에 어느날부터 남편은 H씨만 보면 짜증을 내기 시작했다. 그러다 하루는 '재수 없는 마누라 때문에 망하게 생겼다'는 일성을 내뱉는 게 아닌가? 이 모든 것이 꼭 있어야 할 중요한 곳에 털이 없는 마누라로 인해 부정을 탔기 때문이라는 것이다.

H씨는 하늘이 무너지는 것 같았다. 다행히 문제가 잘 해결되어 남편의 가게는 다시 제 궤도를 찾았지만, H씨는 '재수 없는 마누라'라고 했던 남편의 말을 잊을 수가 없었다.

H씨도 여러 날을 고민하던 끝에 병원을 찾았고, 용기를 내어 수술을 결심했다. 물론 H씨는 그 후부터 아이들과 함께 수영장에도 갈 수 있게 되었을 뿐만 아니라, 스스로조차 '나는 정말로 재수가 없는 여자가 아닐까?' 하는 강박증에서 벗어날 수 있게 되었다.

없는 털이 '음모'라는 것 때문에, 따라서 수술을 해야 하는 부위가 가장 내밀스러운 성기 주위라는 것 때문에 용기를 낼 수 없다고? 그래서 자기 자신부터가 '나는 선천적으로 결점이 있다'는 묘한 콤플렉스에 사로잡힌 채 일생을 살아가겠다고?

그런 사람들에게 나는 H씨 경우를 떠올리라고 권하고 싶다.

나는 이영애가 좋다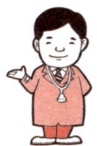

　　　얼마 전 TV 광고를 보다가 깜짝 놀란 적이 있다. '산소 같은 여자'라 일컬어지며 청순미의 대명사로 거론되던 탤런트 이영애가 확 바뀐 모습으로 나타난 것이다.

　　그 전까지 '이영애'라고 하면 긴 생머리에 하얀 피부, 커다란 눈망울이 떠올랐었다. 그녀를 보다 보면 어느 조사에서 '화장 안 한 얼굴이 가장 예쁠 것 같은 연예인 1위'로 뽑혔다는 게 충분히 납득이 되었다. 그만큼 이영애는 그 어떤 연예인보다 무공해적인 이미지가 강했다.

　　그런데 이게 어찌된 일인가? 모 통신회사의 여성전용 서비스 상품을 알리는 광고에서 이영애는 이전의 모습이 아니었다. '백색 무공해 미인' 대신 한 마리 암고양이 같은 '도발적인 악녀'가 화면에 나타난 것이었다.

　　이영애가 그렇게 '확' 달라 보였던 데에는 검은색 톤으로 통일

된 의상과 화장도 한 몫을 담당했지만, 무엇보다 숏커트로 바뀐 헤어 스타일 영향이 컸다. 그 머리는 「공동경비구역 JSA」의 화려한 성공 이후 고심 끝에 고른 차기작 「선물」을 위해 모진 마음 먹고 자른 것이 라고 한다. 물론 영화 「선물」의 캐릭터가 생활력 강한 '억척 새댁'이 란 것을 아시겠지만 어쨌건, 짧게 커 트한 후 반항적으로 '삐치게' 만든 스타일과 짙은 검정으로 염색한 컬러, 그야말로 이영애 는 단정하고 깔끔하고 사랑스러 운 누이동생 혹은 옆집 여학생에서 유 부남까지도 가리지 않고 유혹할 것 같은 '팜므 파탈 (femme fatal)'로 변해 있었다.

그러므로 굳이 '헤어스타일이야말로 한 사람의 외모를 90% 좌 우한다' 는 미용사들의 말을 인용하지 않아도, 나는 이영애를 통해 충 분히 헤어스타일의 기능에 대해 깨달을 수가 있었다. 헤어스타일은 어떤 경우, 단순한 스타일의 변화뿐만 아니라 그 사람의 사회적 이미 지나 인격까지도 달라보이게 한다.

DJ가 파란색 와이셔츠의 착용과 함께 늘상 진한 검은색으로 머 리를 염색하고 다니는 것이나 이회창 한나라당 총재가 온화한 이미 지를 위해 일부러 '흰 머리'를 방치하고 다니는 까닭은 다 그러한 이 유 때문이 아닐까.

이러한 사실은 우리가 이미 감상했었던 영화 「슬라이딩 도어즈」 에도 암시되어 있다. 「셰익스피어 인 러브」로 아카데미 여우주연상을 수상한 귀네스 펠트로가 주인공인 이 영화에서 여주인공은 처음에는 남자의 사랑에 이끌려 다니는 수동적 존재로 그녀의 헤어스타일은 청순가련형의 상징 같은 긴 생머리였다.

그러나 후반부에 하나의 가정으로 설정된 장면에 이르면, 그녀는 남자와 상관없이 자신의 삶을 스스로 이끌어가는 주체적인 여성이 된다. 그때 그녀의 헤어스타일은 마치 「로마의 휴일」에서 요정 오드리 헵번이 그랬던 것처럼 싹둑 자른 경쾌한 단발로 변해 있었다.

이처럼 이미지를 중시하는 현대사회에서 모발은 단순히 신체기관의 부속품만을 뜻하지는 않는다. 그렇기에 털 때문에 고민이라면 그것 때문에 늘 털털거리며 털털거리는 인생을 살 것이 아니라, 먼저 적극적으로 나서서 그것을 극복할 필요가 있지 않을까? 그래서 자신감을 회복하고 자신의 사회적 이미지를 높인다면 그 또한 매우 의미 있는 일일 것이다.

그리하여 고백하자면, TV 광고에서 '확' 바뀐 모습으로 나온 이영애에게 나는 한 마디로 반하고 말았다. 누구에게나 저런 변신은 때때로 필요하고, 더구나 그런 변신으로 인해 자기자신을 더욱 사랑할 수 있게 된다면, 경쟁만이 살 길인 요즘 시대에 그보다 더 강한 무기가 어디 있겠는가 하는 생각과 함께.

털에 대한 용기, 그러니 한 번쯤 내볼 일이다.

제 2 장

모발에 대하여

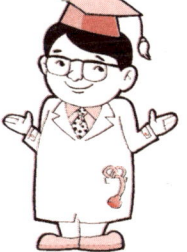

오! 가슴에 털

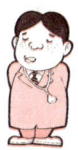

안문숙이라는 여자 탤런트가 있다. 얼마 전 방영된 「세 친구」라는 TV 시트콤을 재미있게 본 사람이라면 누구나 그 이름을 기억할 것이다.

그녀는 거기에서 정신과 의사지만 약간 푼수기가 있는 노처녀 역을 맡았는데, 연적으로 설정된 안연홍에게 번번이 당하는 코믹스러운 캐릭터로 인기몰이를 했다.

실제로도 노처녀인 그녀는 그 인기를 바탕으로 각종 TV 프로그램에 얼굴을 내밀었고, 그 속에서 자신의 이상형은 '가슴에 털'이 있는 남자라는 농담을 자주 언급하여 또 한번 시청자들을 웃게 만들곤 했다.

'가슴에 털'.

물론 그녀로서는 장난으로 한 말일 수도 있고 진짜 속내를 내비친 것일 수도 있지만, 어쨌거나 '가슴에 털'이 있는 남자는 성적 매력이 풍부한 사람으로 지금까지 여겨져 온 것이 사실이다. 즉 새둥지 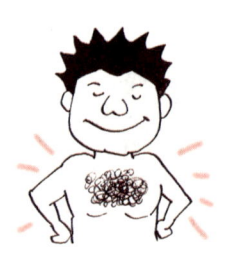처럼 가슴에 돋아난 털이야말로 남성다움을 드러내는 가장 강력한 매력이라는 것이다. 더군다나 현대사회에서 대중문화의 가공할 만한 파급력은 '남성다움 = 가슴에 털' 이라는 공식을 더욱 기민하면서도 완고하게 대중들의 머리에 새겨놓지 않았던가?

그 한 예가 20세기 대중문화의 영웅인 엘비스 프레슬리로 노래뿐만 아니라 구레나룻과 '가슴에 난 털' 로도 영원히 기억되고 있으며, 우리는 그의 그런 모습을 '가장 매력적인 남성' 의 대표적인 전형으로 간직하고 있는 부분이다.

성적 매력을 제공해 주는 털

이처럼 털은 생명과 직접적으로 관계가 있는 것은 아니지만 성적인 매력을 제공해 주는 역할을 담당한다. 따지고 보면 인간의 신체에 존재하는 모든 털은 성적 자극에 기여한다고 볼 수 있을 것이다.

머리카락, 눈썹, 수염, 구레나룻, 겨드랑이털, 가슴과 팔다리의 털, 음모 등은 상대방을 더욱 매력있게 보이도록 하기도 하고, 그와 정반대로 보이도록 만들기도 한다는 것이다. 자신이 대머리라는 사실에 대해 그토록 집착하는 이유는, 바꾸어 말하면 사람들이 대머리에 대해서는 매력을 느끼지 않기 때문이 아니겠는가?

또한 털은 외관상으로만 성적인 만족감을 제공해 주는 것이 아니라, 실제의 성관계에 있어서도 만족감을 증가시켜 준다. 에로티시즘을 표방한 많은 영화들이 성적 만족감을 높여주는 도구로 긴 머리카락이나 수염 등을 이용하는 이유가 바로 거기에 있다.

🔥 피부를 보호해 주는 털

뿐만 아니라 털은 우리의 피부를 보호해 주는 역할을 담당한다.

알다시피 머나먼 옛날에는 인간의 신체 전반에 걸쳐 털이 자랐었다. 옷도 없고 집이라는 것도 없던 시절, 즉 문명이라는 것이 전무하던 때였으므로 혹독한 자연환경으로부터 자신을 보호하기 위해서는 인간도 여느 동물들과 마찬가지로 신체를 털로 덮어야 했던 것이다.

그러나 프로메테우스가 불을 훔쳐다 준 이래로 인간은 자신들을 보호해 줄 장치들을 하나둘씩 만들어내기 시작했다. 집을 짓고 옷을 만들고 난방장치를 개발해 내었다. 자연의 세계에서 질서의 세계로, 야생의 세계에서 문명의 세계로 진입한 것이다. 그리하여 털이 없어도 비와 햇볕 그리고 추위와 더위를 피할 수 있게 되었다.

자연스럽게 인간의 몸에서 필요가 없어진 털들은 퇴화되기 시작했다. 하지만 머리와 겨드랑이, 그리고 성기 부위의 털들은 오늘날까지 남아서 인간으로 하여금 대머리와 무모증 따위로 고민하게 만들고 있다.

이 세 부위에서 털이 자라는 이유는 우리 몸에서 이 부위가 차지하는 비중과 밀접한 관계가 있다. 그만큼 우리 몸에서 중요한 비중을 차지하기 때문에 그것들을 보호하기 위해 털이 자라는 것이다.

머리는 알다시피 뇌가 거처하는 곳으로 뇌를 보호하기 위해 우리 몸은 이중 삼중의 보호 장치를 마련했다. 어느 경비업체의 광고 카피처럼 잠가도 잠가도 불안까지 잠글 수 없기 때문이었을까? 일단은 두피로 뇌를 싼 다음에 또다시 머리카락으로 뒤덮어 놓았는데, 머리에 충격이 가해질 경우 머리카락이 가장 외부에서 그 충격을 완화시켜 주기 때문에 두피는 물론 뇌가 받는 충격은 훨씬 줄어들게 된다.

겨드랑이는 우리 몸에서 땀을 가장 많이 분비하는 곳이다. 따라서 그 많은 땀을 흡수하고 걸러줄 장치가 필요한데, 겨드랑이털이 바로 그 역할을 담당한다. 땀을 흡수하고 걸러냄으로써 겨드랑이의 피부가 제대로 숨쉬도록 도와주는 것이다.

요즘 젊은 여성들이 행하는 제모에 대해 우려를 하는 것도 바로 그 때문이다. 겨드랑이털은 이렇듯 '깊은 뜻'이 있어서 존재하는 것인데, 그것을 단지 여름철 소매 없는 옷이나 수영복의 자유로운 착용을 위해 영구적으로 제거해 버린다면 겨드랑이에서 왕성하게 배출되는 땀을 흡수하고 걸러주는 장치가 없어지게 되는 것은 당연지사이다. 그렇게 되면 겨드랑이 부위의 피부가 문제를 일으킬 수도 있다는 것이다.

그러나 '미용과 다이어트'에 대한 과도한 집착이 하나의 표준이 되어버린 지금 그런 우려가 과연 무슨 힘을 발휘할 수 있겠는가.

마지막으로 성기 부위의 털에 대해서다. 우리 몸에서 성기가 더할 나위 없이 중요한 부위라는 사실은 누구나 알고 있을 것이다. 사랑의 기쁨과 인간이라는 존재의 시원이 형성되는 곳, 그러므로 이 부위에도 역시 그것을 보호해 줄 장치로 털이 자라는 것이다.

　　이 외에도 눈썹과 속눈썹은 햇빛이나 땀방울로부터 눈을 가려 주고, 코 속의 털은 외부자극 물질을 걸러내어 코 안을 보호해 주는가 하면, 피부가 접히는 부위의 모발은 마찰을 감소시켜 주는 기능을 한다.

털의 종류

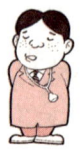

앞에서 인간의 몸에서는 털이 점점 퇴화했다고 말한 바가 있다. 그러나 실상을 보면, 인간은 머나먼 옛날처럼 털로 뒤덮인 신체를 가지고 있다고 할 수 있다. 한번 자신의 몸을 자세히 보라. 우리 몸에서 털이 없는 부위는 손바닥과 발바닥, 손가락 및 발가락의 발단부, 피부와 점막의 경계부, 귀두부뿐이다. 비록 '솜털'이나마 우리 몸 대부분에는 털이 있다.

하지만 몸의 여러 부위에서 털은 서로 다른 특징을 나타낸다. 또한 나이에 따라 만들어지는 털의 성격도 변한다. 어린아이의 몸에 존재하는 털과 노인의 몸에 존재하는 털은 각기 다른 성격을 띤다는 것이다.

이러한 사항들을 종합하여 털을 구분해 보면 다음과 같다.

• 취 모 (lanugo) : 일명 배냇머리로 솜털. 어머니 뱃속에서 생긴 털을 일컫는데, 태아가 약 20주가 되면 그 인생에 처음으로 가늘고 연한 색깔의 털이 나타난다. 그것을 취모라 하며, 출생 무렵에 탈락되고 연모로 대치된다.

• 연 모 (vellus hair) : 솜털. 몸 대부분을 덮고 있는 섬세한 털을 말한다. 인체 부위에 따라 풍부한 색소를 갖게 되며 나중에는 굵고 튼튼한 종모로 대치된다.

• 중간모 (indeterminate hair) : 연모와 종모 사이에서 구분이 애매한 털을 말한다. 털은 보통 길이보다는 지름을 기준으로 하여 구분하는데, 대부분의 연모는 그 지름이 $20 \sim 40 \mu m$ (마이크로미터, 1/1000mm)이며, 대부분의 종모는 $60 \sim 120 \mu m$ 이다.

• 종 모 (terminal hair) : 성모, 종말털, 보통 머리카락이나 수염 같은 굵은 털을 가리킨다. 구체적으로 성인의 머리카락, 눈썹, 속눈썹, 수염, 겨드랑이 및 성기의 털이 해당된다.

이것들은 어떤 유전적 소인이나 내분비기관의 영향을 받아서 연모가 종모로 바뀐 것이다. 이 말은 거꾸로 똑같은 부위라 할지라도 유전적 소인이나 내분비기관의 영향에 따라 연모가 종모로 안 바뀔 수도 있다는 뜻이다. 좀더 쉽게 말해, 특정 부위의 털은 성별이나 인종에 따라 연모에서 종모로 바뀌지 않을 수도 있다는 것이다.

예를 들어 머리카락은 성별과 인종에 상관없이 모두 종모로 변하게 되지만, 수염은 그렇지 않다. 대부분의 여성들에게서 수염은 종모로 바뀌지 않고 그대로 연모 상태로 남아 있다. 가슴털도 마찬가지이다. 대부분의 여성에게서는 연모 상태로만 남아 있다(가슴털 있는 여자를 본 일이 있는가!). 그렇다고 해서 남성 모두에게서 가슴털이 종모로 변하는 것도 아니다. 가령, 한국 남성 중에서는 극히 일부에게서만 가슴털이 종모로 변하지만, 서양 남성에게서는 훨씬 많은 경우가 종모로 바뀐다. 즉 인종에 따라 다르다.

대머리는 이와는 반대로 종모에서 연모로 바뀌는 것인데, 그 정도도 각 개인의 내분비 기능과 성별, 인종에 따라 상당한 차이를 보인다.

모발의 구조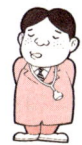

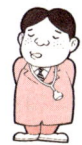 모발은 크게 피부 안에 있는 부분과 피부 바깥으로 뻗은 부분으로 나눌 수 있다. 우리가 흔히 '털'이라고 할 때에는 피부 바깥 부분만 가리키지만, 실제로 털은 피부 안에서부터 자란다.

모발의 피부 안쪽 부분은 모낭이라고 불린다. 말 그대로 모발의 씨앗을 품고 있는 털주머니라는 뜻이다.

모낭은 마치 수선화나 히야신스 같은 알뿌리 식물과 비슷한 형태를 취하고 있다. 즉 둥그스름한 알뿌리가 있고 거기에서 자라난 줄기로 이루어졌는데 그 줄기가 피부 바깥으로까지 뻗어가서 어떤 것은 수염으로 불리고 어떤 것은 머리카락이라 불리며 어떤 것은 눈썹이라고 불리게 되는 것이다.

모낭의 뿌리 부분은 둥그스름하게 생긴 모양 때문에 모구라고 한다.

이 모구의 가장 아래쪽 중심에는 모유두가 있다. 아기에게 영양분을 공급해 주는 엄마젖과 같은 역할을 담당하는데, 그 안에는 모세혈관이 거미줄처럼 망을 형성하고 있다. 바로 이 모세혈관의 영양분이 모세포로 전달됨으로써 새로운 모발이 탄생되고 자랄 수가 있게 된다.

모유두를 둘러싼 부위는 모기질이라 부른다. 모기질은 모세포와 멜라닌 세포로 구성되어 있으며 세포 분열이 아주 활발한 곳으로 털의 생산 공장에 해당한다. 다시 말해, 모유두의 영양분이 여기에 있는 모세포로 전달되고, 영양분을 공급받은 모세포가 힘을 내어 세포분열을 일으킴으로써 모발의 기본조직이 새롭게 생겨나는 것이다.

그러므로 모세포는 '모발의 씨앗'과도 같다고 할 수 있다.

그런데 이 모세포는 모발 형성의 근원적 역할만 하는 게 아니라, 피부가 손상되었을 때 손상된 조직을 정상적으로 복구시키는 역할도 수행한다. 왜냐하면 모세포는 모발의 기본 조직만 만들어 내는 것이 아니라 피부를 이루는 기초 조직도 만들어 내기 때문이다. 만일 머리가 깨지거나 다쳐서 두피가 손상을 입게 된다면 이 모세포가 재

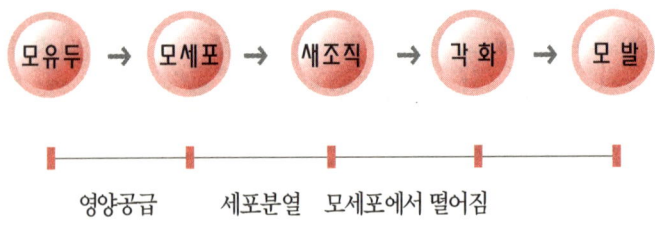

【모발의 생성 과정】

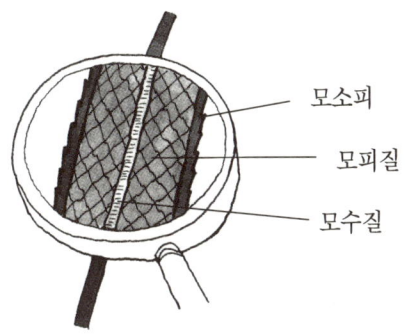

모소피
모피질
모수질

【모발의 내부 구조】

빨리 움직여야만 손상 받은 두피가 재생될 수 있다. 일반적으로 털이 돋아있는 피부의 상처가 털이 돋아있지 않은 피부의 상처보다 빨리 아무는 이유가 바로 여기에 있다.

모세포의 세포분열로 생겨난 모발의 기본조직은 모세포에서 분화하여 피부 표면으로 이행하게 된다. 그 과정에서 조직은 점점 각화되는데 이 각화된 구조물의 제일 안쪽이 바로 털이다. 털은 알뿌리에서 자란 줄기와 같다 하여 일명 '모간(毛幹)'이라고도 한다.

한편 모세포 사이 사이에는 멜라닌 세포가 존재한다. 멜라닌 세포는 멜라닌 색소를 만들어 내는데, 나중에 털을 형성할 세포가 이것을 잠식하게 된다. 모발의 색깔은 그때 멜라닌 색소의 양이 얼마나 잠식되었는가에 따라 달라진다.

피부 표면 가까이로 오면 모낭과 한 세트로 되어 있는 피지선이 마치 포도송이처럼 달려 있는 것을 볼 수 있다. 피지는 우리의 피부와 털을 윤기있고 부드럽게 해주면서 건조해지지 않도록 하는데, 너무 심하게 분비될 경우에는 오히려 탈모를 유발하는 작용을 하기도 한다.

　한 가지 재미있는 사실은 이 피지선 안에 털을 곤추서게 만드는 근육이 들어있다는 것이다. 추운 날씨에 피부가 노출되면 '닭살 피부'가 되면서 털이 일어선다든가, 아주 끔찍한 일을 겪게 되었을 때 머리카락이 쭈뼛쭈뼛 서게 되는 게 다 피지선 안에 있는 근육이 수축하기 때문이다.

사람도 털갈이를 하는가?

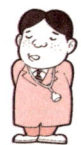

새들이 깃털을 갈고 뱀이 허물을 벗듯이 털이 있는 동물들은 정기적으로 털갈이를 하여 외모를 새롭게 변화시킨다. 그렇다면 사람은 어떨까? 사람 또한 '털 있는 동물' 가운데 하나이므로 털갈이 같은 것을 할까?

결론부터 밝히자면, 물론 사람도 털갈이를 한다. 날마다 방바닥에 떨어지는 머리카락이 그 증거이다.

하지만 사람의 털은 매일매일 조금씩 빠지기 때문에 뚜렷한 변화를 관찰할 수가 없다. 우리가 매일 빠지는 머리카락을 보면서도 '털갈이'라는 생각을 못하는 것은 바로 그 이유이다. 동물의 털은 생장주기가 모두 같기 때문에 일시에 빠졌다가 일시에 다시 자라지만 사람의 털은 그 주기가 모두 다르기 때문에 극히 일부씩 매일매일 빠진다. 그런 연유로 인해 동물의 털갈이는 확연히 느껴지는 것이고 사람의 탈모는 털갈이처럼 느껴지지가 않는 것이다.

그렇다면 털은 왜 빠지는 것일까? 탈모 환자 입장에서 보면 이 것만큼 더 답답한 것도 없을 것이다. 그대로 계속 있으면 좋으련만 모발은 왜 빠진단 말인가, 그것도 날마다.

🔥 모발의 일생

빠지는 모발은 모발의 수명이 다 했기 때문에 빠지는 것이다. 살 만큼 살았으니 모발도 한 세상 접고 북망산천을 넘는 것이다. 모발은 손톱이나 발톱처럼 일생동안 계속해서 자라는 것이 아니라 일정 기간 동안만 성장한다. 그러다가 늙고 병들어 결국엔 죽음을 맞이하는 것으로, 사람의 일생과 같다고 할 수 있다.

그런 모발의 성장주기를 보통 '모주기'라 하는데, 다음의 3단계로 구분한다.

• 생장기 : 모발이 계속 자라는 시기로 모낭의 기저부위, 즉 모구에서는 모세포 분열이 활발하다.

• 퇴행기 : 모낭의 생장활동이 정지되고 급속도로 위축되는 시기다. 이 때 모발의 모양은 곤봉과 유사하게 된다.

• 휴지기 : 이 시기의 모낭은 활동을 완전히 멈추고 머지않아 다가올 탈모를 기다리게 된다. 탈모는 이 시기의 모발이 새롭게 태어난 생장기 모발에 의해 밀려나거나 빗질이나 머리를 감는 등의 기계적 작용에 의해 빠짐으로써 나타나게 된다. 빠진 모발은 곤봉 형태를

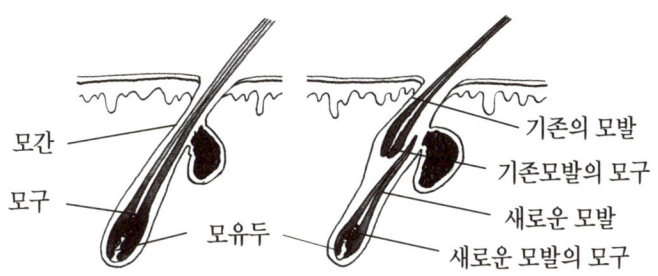

모간
모구
모유두

기존의 모발
기존모발의 모구
새로운 모발
새로운 모발의 모구

【모유두로부터 기존모발이
분리되는 단계】

【새로운 모발이 생성되는 단계】

보인다.

정상 두피에서 모발을 뽑아 보면 약 85~90% 정도가 생장기 모발이며 10~15% 정도가 휴지기이고 퇴행기 모발은 숫자가 적어 발견하기가 힘든데, 그 이유는 퇴행기 모발은 두피에 붙어 있기보다는 빠지는 경우가 대부분이기 때문이다.

하지만 우리가 모주기를 인식하기는 대단히 어렵다. 앞에서도 밝혔듯이 모낭들의 주기가 다 다르기 때문이다. 더군다나 인간의 머리에는 평균적으로 10만 개의 모낭이 있는데, 그 중 90% 정도가 생장기에 있고 10% 정도가 퇴행기와 휴지기에 있기 때문에, 우리는 90%라는 압도적인 비율에 의해 '머리카락은 늘 자라는 것'이라고 인식하고 있다.

어찌되었던 나머지 10%의 모발은 시시각각 수명이 다 되어 사라지고 있다. 다시 말해 탈모는 항상 이루어지고, 지금 이 순간에도 진행되고 있다. 아침에 일어나면 베개에 달라붙어 있거나 머리를 빗으면 바닥에 떨어지는 머리카락이 다 그 증거이다.

이러한 '휴지기 탈모'는 하루에 대략 50~100개 정도의 모발을 인간의 몸에서 빠져나오게 한다. 따라서 이 정도 수치의 탈모는 정상이라 할 수 있고, 이 수치를 벗어난다 싶으면 '남성형 탈모(대머리)' 나 '원형탈모증' 같은 것을 의심해볼 필요가 있다. 참고로 아무리 심한 대머리의 경우라도 전체적인 모발의 30~40% 정도까지만 탈모가 진행된다. 그럼에도 불구하고 탈모가 이루어지는 부위가 주로 앞이마나 정수리 부위이기 때문에 실제보다도 훨씬 더 많은 탈모가 이루어진 것처럼 보이는 것이다.

 ## 신체 부위별 모주기 및 성장속도

모주기와 모발의 성장 속도는 신체 부위, 인종, 나이, 성별, 계절에 따라 조금씩 다르다. 그런데도 우리 몸 각 부위의 모발이 항상 일정한 길이를 유지하고 있는 이유는 각 부위마다 모발 주기가 어느 정도 정해져 있기 때문이다. 가령 머리카락의 경우는 2~8년에 걸쳐 자란 후 2~4주 동안 성장이 멈춘 채 점점 위축되는 상태에 있다가 그 후 2~4개월 내에 빠지게 된다.

또한 어느 한 머리카락이 빠진다 해도 그것이 자라던 모낭에서 또 다른 모발이 계속적으로 생산되어 다시 2~8년에 걸친 생장기를 갖기 때문에, 머리카락은 항상 자라는 것처럼 보일 뿐 아니라 언제나 일정한 길이를 유지하는 것처럼 보인다.

그렇다면 다른 부위의 털은 모주기가 어떻게 될까?

생장기를 중심으로 알아보면 겨드랑이털, 음모, 가슴털, 속눈썹은 1~6개월, 다리털은 5~7개월, 팔의 털은 1.5~3개월, 손가락 털은 1~3개월이며, 휴지기는 대개 1~4개월이다. 각 부위의 털은 성장 속도에 있어서도 조금씩의 차이를 보여 하루에 평균적으로 자라는 길이가 머리카락은 0.37~0.44mm, 수염 0.27~0.38mm, 겨드랑이털 0.3mm, 음모 0.2mm, 눈썹 0.18mm 정도이다.

또한 계절에 따라서도 차이가 나는데, 봄과 초여름 사이가 모발의 성장이 가장 왕성하며 가을이 되면 많은 양이 휴지기 상태로 들어가면서 탈모가 증가된다. 뿐만 아니라 나이에 따라서도 모발의 성장은 차이를 보이는데 나이가 들어감에 따라 모낭의 수도 점차 감소하기 때문이다.

따라서 10대까지는 성장 속도가 빠르지만 20대 이후에는 점점 느려지게 된다. 즉 20대부터 모낭의 수가 현저히 줄어들다가 40대가 되면 태어날 때 가지고 나온 모낭수의 반밖에 존재하지 않게 된다. 내머리가 아닌 경우에도 나이가 들면서 머리카락 숱이 듬성듬성해지는 것도 바로 이 때문이다.

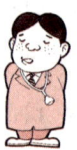

모발의 성분

머리카락을 태우면 바퀴벌레를 태우는 것과 똑같은 냄새가 난다. 머리카락도 바퀴벌레와 마찬가지로 단백질로 이루어졌기 때문이다. 좀더 구체적으로 말하자면, 모발은 '케라틴' 이라는 단백질의 결합체이다.

케라틴은 모낭에서 만들어진다. 모세포들이 분열을 일으킬 때 살아남지 못한 세포들이 케라틴을 구성하는 것이다. 케라틴은 이렇듯, 죽은 조직들로 이루어져 있지만 매우 단단한 구조로 되어 있다. 뿐만 아니라 결합 또한 아주 단단하기 때문에 충격, 열 등의 외부환경에 매우 강하다.

일례로, 머리카락을 가위로 자르기는 쉽지만 손으로 끊기는 어렵다. 어지간해서는 아무리 잡아당겨도 쉽게 끊어지지 않는다. 그 얇디 얇은 머리카락 하나가 약 150g의 무게를 지탱할 수 있다니 당연하지 않겠는가? 외유내강(外柔內剛)의 전범이랄까. 그런 머리카락 하나를 통째로 뽑기 위해서는 약 50g의 힘이 필요한 셈이다.

그만큼 케라틴의 구조와 결합이 단단하게 이루어져 있다는 증거이다.

제 **3** 장

탈모에 대하여

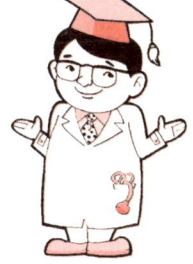

파리넬리, 거세된 남성은 대머리가 되지 않는다

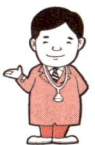

인류의 위대한 스승 가운데 한 사람인 아리스토텔레스는 대머리와 관련하여 이런 말을 했다고 한다. 거세된 남성에게는 대머리가 나타나지 않는다고. 과연 그럴까?

물론 지금에야 탈모가 남성 호르몬과 밀접한 연관이 있다는 게 밝혀진 상태이므로 당연히 고개를 끄덕일 터이지만, 그 사실을 몰랐던 당시에는 고개를 갸우뚱거리며 확인되지 않은 추측으로 당사자들을 괴롭혔을 것이다.

결론부터 얘기하자면, 거세된 남성은 절대 대머리가 되지 않는다. 아버지와 할아버지 대대로 대머리인 집안의 자손일지라도. 왜? 대머리를 유발하는 유전적 소인은 모낭 안에 존재하다가 '다이하이드로테스토스테론(dihydrotestosteron, DHT)'이라는 남성 호르몬과 반응하여 탈모를 진행시키는데, 거세된 남성에게는 DHT가 분비되지 않아 반응할 수 없기 때문이다. 그래서 예로부터 공식적으로 거세되었던 환관(내시) 중에서는 대머리가 없었을 것이다.

여기서 잠깐, 이왕 얘기가 나온 김에 거세된 남성들에 대해서 조금만 더 언급하고 지나가도록 하자.

환관과 함께 거세된 남성 하면 대표적으로 떠오르는 집단이 영화「파리넬리」에서 그려진 '카스트라토(castrato)'이다. 카스트라토란 옛날 서양에서 활동하던 거세 가수를 뜻한다. 보통 6~8세 때 거세되어 변성기를 거치지 않음으로써 성인이 된 뒤에도 여성 소프라노와 같은 목소리를 내는 가수들이다.

이들이 존재하게 된 배경에는 교회에선 남성만이 노래할 수 있도록 허락한 카톨릭 교회의 엄격한 전통이 있었다. 즉 여성의 목소리까지 남성이 내야 했으므로 일부를 강제로 거세시킨 뒤 그 역할을 담당하도록 한 것이다. 분명 신은 남성만 교회에서 노래할 수 있도록 윤허하지 않았을 터인데도, 신의 뜻을 잘못 해석한 인간들에 의해 숱한 남자 아이들이 거세되는 참극을 당해야 했다.

이들이 가장 활발하게 활동하던 때는 16~19세기 동안으로 카톨릭 교회의 본산이 있는 이탈리아에서 주로 볼 수 있었다. 그러나 남자 아이들을 강제로 거세하는 것이 반인륜적인 행위라는 비판이 제기되면서 로마 카톨릭 교황청은 20세기 초에 이 카스트라토를 공식적으로 금지시켰고, 그 뒤 자연 도태되기에 이르렀다.

비단 카톨릭 교회의 무대뿐만이 아니라, 옛날에는 동서를 막론하여 공연 무대에 여성이 설 수 없었다. 여성의 역할도 당연히 여장한 남자 배우가 맡았다.

아카데미 작품상을 받은 영화「셰익스피어 인 러브」는 셰익스피어가 활동하던 16세기를 시대적 배경으로 삼고 있다. 그 영화를 보아도 당시에 여성은 배우로서 무대에 설 수 없다는 걸 알 수 있다. 연극 매니아로서 무대에 서고 싶은 열망에 불타오르던 귀족의 딸 귀네스 펠트로는 그런 까닭에 소년으로 변장하여 오디션을 받고 무대에 서는 모험을 감행해야 했던 것이다.

중국의 경극이나 일본의 가부키, 유럽의 연극과 오페라 공연도 마찬가지였다. 영화 「패왕별희」만 봐도, 경극 '패왕별희'에서 패왕의 애첩인 우희 역할은 남자 배우인 장국영이 여장한 채 연기하는 걸 알 수 있다. 굿을 제외한 우리 나라의 각종 연희에서도 여자 '광대'는 찾아볼 수 없기는 마찬가지이다. 우리의 대표적인 공연패 '남사당(男寺黨)'이라는 것도 노래와 춤을 파는 '사내'들을 뜻하는 말이다.

근대 이후에는 이러한 관행이 사라져 오늘날 우리는 무대 위에서 열연하는 멋진 여배우와 여가수들을 만날 수 있게 되었지만(물론 중국의 경극과 일본의 가부키는 아직도 옛날의 전통을 지키고 있다), 인간이 종교의 권위를 내세워 아무렇지도 않게 자행한 카스트라토에 대한 거세를 생각하면 씁쓸한 마음을 금할 길이 없다.

그런데 잠깐!, 지금도 여전히, 여성의 목소리로 노래를 부르는 남자 가수들이 있다고?

물론, 지금도 그런 가수들이 있다. 우리 나라에서 어느 자동차 광고의 배경음악으로 쓰인 뒤 많은 인기를 끌었던 '안드레아스 숄'은 그 대표적 사례라 할 것이다. 몇년 전에 내한하여 뜨거운 갈채를 받기도 했던 숄은 분명한 남성이지만, 그 광고의 배경에 흘렀던 목소리는 여성보다 더 부드러운 여성의 음성이었다. 노래의 제목 또한 '백합처럼 하얀¹이던가.

이것 또한 결론부터 말하자면, 안드레아스 숄은 카스트라토는 아니다. 따라서 거세도 되지 않았으며 변성기도 정상적으로 거쳤다. 그런데 어떻게 해서 그는 여성보다 더 여성다운 목소리를 낼 수 있는 것일까?

안드레아스 숄처럼 정상적으로 변성을 거친 남성인데도 여성의 목소리로 노래를 부르는 경우는 여성 가수들처럼 진성(眞聲)을 사용하는 것이 아니라 가성(假聲)을 사용하기 때문이다. 우리 나라 가수 조관우처럼 말이다. 이들은 변성기를 거쳤기 때문에 변성된 음성과 가성을 둘 다 낼 수 있다. 즉 테너와 소프라노의 목소리를 동시에 낼 수 있다는 말이다.

모발과 호르몬

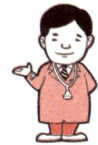

모발을 만들어 내는 모낭의 활동은 호르몬의 영향을 직접적으로 받는다. 호르몬에 의해 모낭의 활동이 더 촉진되거나 더디게 되는데 인체에 존재하는 모든 모낭은 호르몬 중에서도 안드로겐(androgen)이라 불리는 남성 호르몬의 영향을 받는다.

그런데 이러한 사실이 밝혀지게 된 배경이 상당히 흥미롭다. 많은 과학적 발견이 우연에 의한 것이었듯이 이러한 사실도 그야말로 우연히 밝혀지게 되었기 때문이다.

정신과 환자들 중에는 성적으로 조절이 안 되는 환자들이 있다. 20세기 초 그런 환자들을 치료하기 위해 동원된 방법이 거세를 시키는 것이었다. 그럼으로써 간단히(?) 성욕을 감퇴시키는 것이다. 그런데 환자 중에 일란성 쌍둥이 형제가 있었다. 둘 다 '남성형 탈모(대머리)' 증세가 있었는데, 특이하게도 그렇게 거세를 당한 한 명한

테서 모발이 다시 자라는 것이었다.

평소 탈모에 관심을 가지고 있던 한 의사에게 그 일란성 쌍둥이 형제 이야기는 예사롭게 들리지 않았다. 의사는 그 사실에 흥미를 느끼며 한 가지 실험을 해보기로 했다. 쌍둥이 형제 중 거세된 환자에게 남성 호르몬을 주사하는 것이었다. 그랬더니 다시 몇 주 안에 머리가 빠지는 게 아닌가?

그것을 계기로 하여 과학계에서는 탈모와 남성 호르몬과의 관계에 대해 본격적으로 연구하기 시작했고, "의학적인 이유로 사춘기 전에 거세당한 사람들은 친척들이 대머리라 하더라도 대머리가 되지 않는데, 이런 사람들에게 다시 남성 호르몬을 투여하면 친척들과 비슷하게 탈모현상이 일어난다"는 가설을 사실로 입증하기에 이른다. 즉 남성 호르몬이 탈모를 유발하는 직접적인 원인이라는 사실이 밝혀진 것이다.

그러나 모낭이 남성 호르몬과 반응하는 정도는 부위에 따라 다르다. 좀더 알기쉽게 정리를 하자면 아래와 같은 세가지 형태로 나눌 수 있다.

• **성 호르몬과 무관한 모발** : 눈썹, 속눈썹, 후두부(뒷머리), 팔꿈치 이하와 무릎 이하에 자라는 털
• **저농도의 남성 호르몬과 관련 있는 모발** : 음모의 아래쪽 삼각형, 겨드랑이털, 기타 몸의 털

• 고농도의 남성 호르몬과 관련 있는 모발 : 수염, 가슴털, 귀와 코털, 음모, 이마에서 정수리 부위의 털(주로 남성형 모발)

이 중에서 우리의 관심을 가장 끄는 것이 바로 세 번째 경우이다. 좀더 부연설명을 하자면, 이 '고농도의 남성 호르몬' 은 수염, 가슴털, 귀 및 코털과 같은 남성형 모발은 성장을 촉진시키고 이마와 정수리 부위의 모발에 대해서는 성장을 억제하는 역할을 한다. 말하자면 '이중 플레이' 를 하는 셈이다. 따라서 대머리를 유발하는 탈모의 원인과 치료방법을 제대로 이해하기 위해서는 무엇보다 이 '고농도의 남성 호르몬' 에 대한 이해가 필요하다. 다음에서 자세히 알아보도록 하자.

참고로 기타 호르몬이 모발의 생장에 끼치는 영향은 다음과 같다.

코티솔 휴지기에서 생장기로의 시작을 방해하며 머리털과 몸의 털 모두 성장 억제 효과가 있다. '생식선 제거술' 이나 '부신 제거술' 을 받게 되면 머리카락에 대해서는 생장기가 가속되어 모발 성장 효과가 있으나 몸의 털에 대해서는 여전히 성장 억제 효과가 있다.

에스트로겐 여성 호르몬으로 모낭의 활동 시작을 지연시킨다. 생장기 모발의 성장 속도를 늦춤으로써 모발의 생장기간을 연장시킨다. 그러나 머리카락과 몸의 털에서 성장 억제 효과가 있다.

프로게스테론 여성의 황체 호르몬으로 모발 성장에 대한 직접적인 영향력은 경미하다. 머리카락에 대해서는 거의 성장 억제 효과가 있으나 몸의 털에 대해서는 성장 촉진 효과가 있다.

갑상선 호르몬　　모낭 활동을 촉진시킨다. 휴지기에서 생장기로 전환을 유도하며 모발의 길이를 증가시키고 머리카락과 몸의 털 모두에서 성장 촉진 효과가 있다. 따라서 갑상선 제거술을 받게 되면 갑상선 호르몬 분비가 줄어들기 때문에 모발 성장 속도가 다소 늦춰지고 모발의 직경이 다소 줄어들며 머리카락과 몸의 털 모두에서 성장 억제 효과가 나타난다. 갑상선 기능 저하증 환자 또한 이 호르몬 분비를 제대로 할 수 없으므로 겨드랑이털과 음모가 적어지는 경향을 나타낸다.

뇌하수체 호르몬　　뇌하수체 기능 감소증이 있을 시 모발 성장이 감소되는 경향이 있다.

대머리는 왜 생길까?

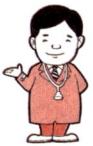

앞서도 얘기했듯이 남성형 탈모증, 즉 대머리는 남성 호르몬과 밀접한 관계가 있다. 대머리는 주로 앞이마와 정수리 부위에서 진행되는데, 이는 남성 호르몬이 유독 이 부위 모발의 발육을 억제하는 성질을 가지고 있기 때문이다. 대머리를 의학용어로 '안드로겐성 탈모증', 즉 '남성형 탈모증'이라고 부르는 까닭이 여기에 있다.

남성 호르몬(안드로겐)은 부신피질 및 성선에서 합성·분비된다. 그 중 가장 강력하고 대표적인 것이 '테스토스테론'이고, 그보다 좀더 농도가 짙은 것을 '다이하이드로테스토스테론'이라고 한다.

앞서 '고농도의 남성 호르몬'이라고 했던 것이 바로 이 '다이하이드로테스토스테론', 즉 DHT를 뜻한다. 그러므로 대머리를 유발하는 남성 호르몬은 이 DHT라고 할 수 있다.

다음 표를 통해 테스토스테론과 DHT의 영향력에 대해 좀더 자세히 알아보자.

테스토스테론	다이하이드로테스토스테론(DHT)
근육 양 증가 음경 및 음낭의 성장 음성 변화 남성화 음모, 겨드랑이털 성장 정자 형성	앞머리선의 후방 퇴축 전립선의 성장 여드름 성모 성장 (수염, 팔다리, 몸통, 왼쪽 귀, 코털)

【테스토스테론과 DHT가 사춘기 때 작용하는 기능】

이 표를 보면 테스토스테론은 남성화, 정자 형성과 같은 정상적인 남성 기능에 필수적인 남성 호르몬이지만, DHT는 필수적인 것이 아니라는 사실을 확인할 수 있다. 단지, 전립선을 크게 하고 수염을 자라게 하는 등 보다 더 남성화를 강화시킬 뿐이다. 또한 DHT는 앞이마나 정수리의 탈모를 유발하여 앞머리선을 후방으로 퇴축시키는데 반해 수염이나 코털 등 남성형 모발의 성장을 촉진시키는 이중성을 지니고 있다는 사실도 알 수 있다.

 ## DHT를 이끌어내는 5알파 – 환원효소

그런데 테스토스테론과 DHT는 별개의 것이 아니다. 테스토스테론이 '5알파-환원효소(5α-Reductase)'와 합쳐져서 변한 것이 DHT인 것이다. '5알파-환원효소'는 말 그대로 테스토스테론을 강력한 남성 호르몬인 DHT로 '환원'시켜 주는 역할을 하는 호르몬으로 주로 모낭, 피지선과 함께 전립선, 부고환, 정관, 정낭 등에 분포되어 있다. 따라서 DHT가 생성되는 곳도 주로 그 부위들이기 때문에 남성적인 특징이 그곳들을 중심으로 나타나는 것이다.

그렇다면 여기서 한 가지 흥미로운 질문을 던져볼 수 있을 것이다. 만일 몸 안에 '5알파-환원효소'가 없다면 어떻게 될까?

그렇게 되면 안타깝게도 '가성반음양' 증세를 띠게 된다. 가성반음양이란, 성염색체는 'XY'로서 남성의 염색체지만, 사춘기가 지나기 이전에는 여성의 형체를 갖게 되는, 드문 염색체 이상 현상을 일컫는다. 원래는 남자 아이인데 '5알파-환원효소'가 없음으로 인해 남성적 특징이 발현되지 않는 것이다.

사춘기 이후가 되면 테스토스테론의 활발한 분비로 인해 2차 성징까지 띠게 되지만, 사춘기 이전에는 테스토스테론이 그다지 많이 분비되지 않기 때문에 DHT의 힘을 빌어 기본적인 남성적 특징을 지닐 수밖에 없다. 그런데 선천적으로 '5알파-환원효소'가 없는 아이인 경우에는 그것이 불가능하게 되어 여자 아이의 몸을 지니게 되는 것이다.

그러다 사춘기가 되어 테스토스테론이 활발하게 분비되면 그때서야 비로소 성징을 띠게 되는데 원래의 성(性)인 남성의 형체를 지니게 된다. 남성의 성징 또한 사춘기 전에는 존재하지 않다가 사춘기가 지나면서 나타난다.

그런데 '가성반음양'인 아이들은 자라면서 절대로 대머리가 되는 일이 없었다. 연구자들이 그 사실에 주목했음은 당연지사일 터,

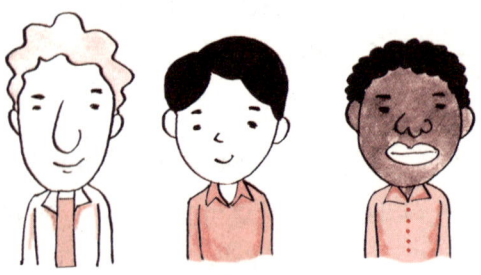

【인종마다 털색이 다른 모습】

대머리가 '5알파-환원효소'와 어떤 관련성이 있을 것이라는 가설을 세우게 되었다. 그 결과 대머리와 직접적인 관계가 있는 호르몬은, 테스토스테론이 '5알파-환원효소'와 결합하여 변한 형태인 DHT라는 사실을 밝혀내었던 것이다.

　이 DHT의 분비는 지역적, 문화적, 인종적인 특징에 따라서 차이를 보이는데, 예를 들면 백인 남성이 황인 남성보다는 상대적으로 DHT를 더 많이 생산한다. '5알파-환원효소'가 더 많기 때문이다. 보통 백인 남성이 황인 남성보다 몸에 털이 더 수부룩한 이유도 여기에 있다. 하지만 DHT는 수염이나 가슴털 등은 잘 자라게 하는 반면 대머리가 발생하는 부위의 털은 성장을 억제하기 때문에 백인 남성이 대머리가 될 가능성도 황인 남성보다 높다. 이를 비율적으로 살펴보면, 백인종은 중년 남자의 62.5%, 흑인종은 25%, 황인종은 대략 15% 정도가 대머리 발생을 보인다.

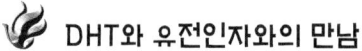

DHT와 유전인자와의 만남

그러나 '5알파-환원효소'가 있어 DHT가 생성되기만 한다고 해서 무조건 대머리가 나타나는 것은 아니다. '5알파-환원효소'가 분포하는 모낭 중에서도 테스토스테론과 특별히 반응을 잘 일으키는 부위가 있다.

그러한 부위로는 앞이마와 정수리를 들 수 있다. 이 부위의 모낭은 다른 부위의 모낭보다 테스토스테론의 영향을 많이 받으며 DHT로도 더 쉽게 환원되는 양상을 보인다. 그러한 까닭에 앞이마와 정수리 부위에서 대머리가 잘 진행되는 것이다(뒤통수가 대머리인 경우는 없다!).

그렇더라도 대머리가 발생하기 위해서는 한 가지 조건이 더 필요하다. 모낭에 DHT를 수용할 수 있는 어떤 환경이 마련되어야 하는 것이다. 그러한 환경이 마련되어 있지 않다면 아무리 DHT가 분비된다 하더라도 무조건적으로 탈모가 진행되지는 않는다.

그 환경이라는 것은 다름이 아니라 유전적인 소인을 뜻한다. 즉 탈모가 가장 잘 일어나는 앞이마와 정수리 부위의 모낭에 대머리의 유전적 소인이 있을 시 DHT는 즉각적으로 반응을 일으켜 대머리를 만드는 것이다. 쉽게 말해, 대머리는 유전이어서 아버지나 어머니로부터 대머리 유전인자를 물려받게 되면 십중팔구는 대머리가 된다고 할 수 있다.

이상의 내용을 이해하기 쉽도록 다시 한번 정리해 보도록 하자.

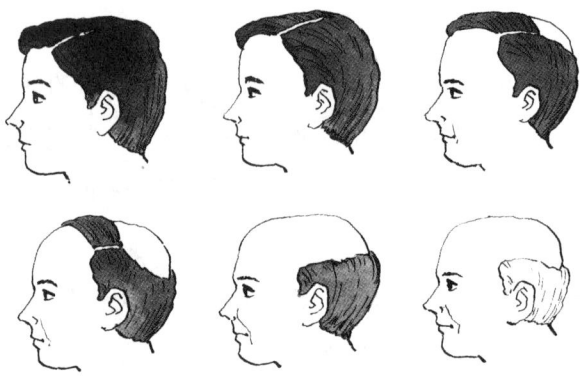

【탈모의 진행 과정】

◑ 대머리를 유발하는 기본동력은 고농도 남성 호르몬인 DHT
로서, 테스토스테론이 모낭 내에 존재하는 '5알파-환원효소'와 결합
하여 만들어진다.

◑ '5알파-환원효소'가 존재하는 모낭 중에서도 특히 앞이마
와 정수리 부위의 모낭이 테스토스테론과 반응을 잘 일으킨다.

◑ 그렇게 만들어진 DHT는 앞이마와 정수리 부위의 모낭들 중
에서도 대머리의 유전적 소인이 들어있는 모낭이 수용을 한다.

◑ 거기에서 탈모가 진행되고 대머리가 생긴다.

스트레스, 너 스트레스여!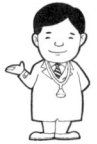

마구잡이로 교란되는 생태계처럼, 현대에 이르러서는 탈모가 꼭 유전적 소인 때문에만 일어나지는 않는다. 유전적으로 문제가 없는 경우에도 모발클리닉에 찾아와 눈에 띄게 줄어든 머리카락의 안타까움을 호소하는 경우가 많다.

가령, 이런 시가 있다.

사무원 (事務員)

김기택

이른 아침 6시부터 밤 10시까지 하루도 빠짐없이
그는 의자 고행을 한다고 한다.
제일 먼저 출근하여 제일 먼저 늦게 퇴근할 때까지

그는 자기 책상 자기 의자에만 앉아 있었으므로

사람들은 그가 서 있는 모습을 여간해서는 볼 수 없었다고 한다.

점심시간에도 의자에 단단히 붙박여

보리밥과 김치가 든 도시락으로 공양을 마쳤다고 한다.

그가 화장실 가는 것을 처음으로 목격했다는 사람에 의하면

놀랍게도 그의 다리는 의자가 직립한 것처럼 보였다고 한다.

　그는 하루종일 손익관리대장경(損益管理大藏經)과 자금수지심경(資金收支心經) 속의 숫자를 읊으며

철저히 고행업무 속에만 은둔하였다고 한다.

종소리 북소리 목탁소리로 전화벨이 울리면

수화기에다 자금현황 매출원가 영업이익 재고자산 부실채권 등등을

청아하고 구성지게 염불했다고 한다.

끝없는 수행정진으로 머리는 점점 빠지고 배는 부풀고

커다란 머리와 몸집에 비해 팔다리는 턱없이 가늘어졌으며

오랜 음지의 수행으로 얼굴은 창백해졌지만

그는 매일 상사에게 굽실굽실 108배를 올렸다고 한다.

수행에 너무 지극하게 정진한 나머지

전화를 걸다가 전화기 버튼 대신 계산기를 누르기도 했으며

귀가하다가 지하철 개찰구에 승차권 대신 열쇠를 밀어넣었다고도 한다.

이미 습관이 모든 행동과 사고를 대신할 만큼

깊은 경지에 들어갔으므로

사람들은 그를 '30년간의 장좌불립(長座不立)' 이라고 불렀다 한다.

그리 부르든 말든 그는 전혀 상관치 않고 묵언으로 일관했으며

다만 혹독하다면 혹독할 이 수행을

외부압력에 의해 끝까지 마치지 못할까 두려워했다고 한다.

그나마 지금껏 매달릴 수 있다는 것을 큰 행운으로 여겼다고 한다.
그의 통장으로는 매달 적은 대로 시주가 들어왔고
시주는 채워지기 무섭게 속가의 살림에 흔적없이 스며들었으나
혹시 남는지 역시 모자라는지 한번도 거들떠보지 않았다고 한다
오로지 의자 고행에만 더욱 용맹정진했다고 한다.
그의 책상 아래에는 여전히 다리가 여섯이었고
둘은 그의 다리 넷은 의자다리였지만
어느 둘이 그의 다리였는지는 알 수 없었다고 한다.

이 시는 하루하루 회사일에 파묻혀 살아야 하는 샐러리맨의 생활을 출가(出家)한 비구의 수행정진에 빗대서 쓴 시다. 시의 어조가 약간은 익살스러움에도 불구하고 시를 다 읽고 나면 무언가 모를 비애가 느껴진다. 먹고 살기 위해 굴욕감마저 삼켜가며 직장이라는 곳에 필사적으로 매달려야 하는 우리들의 자화상이 그 익살스러운 어조에 실려 더 도드라지게 다가오기 때문이다. 과연 평생을 사무실 한 켠에서 보낸 저 '사무원'의 생애 마지막에는 무엇이 남을 것인가. 마치 아서 밀러의 희곡 「어느 세일즈맨의 죽음」을 읽었을 때처럼 어떤 씁쓸함이 입 안에 고여온다.

이 시를 쓴 시인은 김수영 문학상을 수상하며 익히 그 시적 재능을 인정받은 바 있다. 그러나 그 역시도 '사무원'이라고 한다. 시만 써가지고는 도저히 먹고 살 수가 없기에, 어느 외식업체의 재료 구매과에 취직하여 날마다 돼지고기의 시가와 채소의 수량에 따른 '손익관리대장경'과 '자금수지심경'을 읊는다고 한다.

이러한 '사무원'들도 멀쩡하던 자신의 머리카락이 어느날 갑자기 뭉텅뭉텅 빠지는 것을 경험하곤 한다.

뿐만 아니라, 빡빡한 과외 스케줄에 시달리던 초등학교 3학년 학생은 어느 날 자신의 머리 한 가운데에 '숲 속의 빈 터' 같은 구멍이 생겼음을 발견하고는 심한 우울증에 걸렸는가 하면, 취직 시험에 연거푸 떨어지는 경험을 했던 이십대 청년도 어느날부터 방바닥에 한 움쿰씩 떨어진 자신의 머리카락을 보며 경악을 해야 했다. 회사의 구조조정으로 동료들을 떠나보내야 했던 30대 샐러리맨, 경기 불황으로 문 닫을 지경에 이른 가게 주인, 삼수를 한 큰아들이 또다시 대입 시험에 낙방한 40대 주부, 연년생 자녀의 육아 때문에 자신의 꿈을 접을 수밖에 없었던 30대 초반의 주부 등 이유도 까닭도 없이 어느날부터 갑자기 나타나는 탈모 현상때문에 모발클리닉의 문을 두드린 사람들은 그밖에도 많다.

하지만 정말로 이유도 까닭도 없이 일어나는 일이 있겠는가? 위와 같은 경우에 탈모가 생기는 원인은 스트레스 때문이라고 할 수 있다. 놀 시간도 없이 과외에 쫓기는 아이들이나 불황기에 취업을 해야 하는 젊은이들, 감원과 해고 위협에 시달리는 샐러리맨과 자녀들 문제로 심각한 고민을 안게 된 주부들은 그 자체가 스트레스 덩어리와 마찬가지다.

비단 그뿐이겠는가. 현대를 살아가는 사람이라면 누구나 스트레스라는 괴한으로부터의 습격을 피할 수가 없다. 마치 실험실의 쥐처럼 현대인은 이리 쫓기고 저리 쫓기면서 출구를 찾지 못해 늘 허둥거리며 살아간다. 고도로 발달된 과학기술이라는 것도 그런 현대인을 지켜줄 수가 없다. 오히려 실험실의 유리벽이 되어 우리를 통제할 뿐.

그런 현대인에게 천형처럼 주어진 것이 바로 스트레스다. 현대인은 고도로 진보한 문명의 혜택을 누리는 대신 만성적으로 스트레스에 시달려야 하는 위험한 상황에 놓인 존재라고 할 수 있는 것이다. 그리하여 현대인은 스트레스로 인한 각종 문제를 떠안게 되었는데, 탈모도 그 중의 한 가지다. 탈모를 유발하는 남성 호르몬은 스트레스 호르몬이기 때문에 스트레스를 많이 받으면 분비가 촉진되는 성질을 가지고 있다.

그러므로 강도 높은 스트레스가 발생하는 환경에 처하게 되면 심한 탈모가 이루어질 가능성이 높다. 1997년 구제금융 사태가 발생했을 때 모발클리닉을 찾는 샐러리맨 숫자가 갑자기 늘어난 것도 다 그 때문이다.

담배가 대머리를 만든다

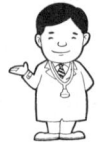

남성들의 경우 스트레스를 많이 받으면 찾게 되는 것이 담배다. 회사 옥상이나 아파트 베란다에서 그저 속수무책으로 담배만 뻐끔뻐끔 피워대는 것이다. 하지만 우리 몸에 '백해무익' 한 담배는 모발에도 좋지 않은 영향을 미친다.

1997년 영국의 한 병원에서 흡연과 탈모의 상관관계에 대해 연구를 진행한 바가 있다. 흡연 남성과 여성 각 152명과, 비흡연 남성과 여성 각 151명씩 모두 606명을 대상으로 하여 흡연이 탈모에 끼치는 영향을 조사했는데, 흡연을 하는 사람들이 비흡연자들보다 대머리가 되거나 모발의 색이 변색될 가능성이 높은 것으로 나타났다.

그러므로 모발의 건강을 지키고 탈모를 예방하고자 하는 사람이라면 당장에 금연부터 시도할 일이다. 그리고 담배 포장지에 있는 경고문은 이렇게 바뀌어야 하리라.

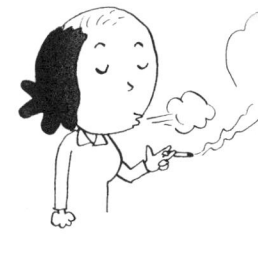

"흡연은 폐암 등 각종 질병의 원인이 되며, 특히 임신부와 청소년의 건강에 해롭습니다. 또한 당신을 대머리로 만들 수도 있습니다!"

제 **4** 장

탈모의 종류에 대하여

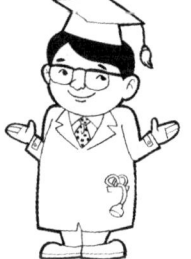

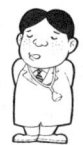

탈모의 종류

탈모증은 크게 반흔성 탈모와 비반흔성 탈모로 구분된다. '반흔'이란 말은 상처나 부스럼 따위가 생겼다가 나은 자리에 남은 자국을 뜻하는 단어다. 다시 말해 '반흔성 탈모'는 상처나 부스럼 같은 것으로 인하여 생긴 탈모를 가리키는 것이고, 비반흔성 탈모는 일반적인 탈모를 의미하는 것이다.

좀더 구체적으로 설명하면 다음과 같다.

반흔성 탈모증

화상이나 상처의 외상, 방사선 피부염, 감염, 독창(毒瘡, 독기가 센 악성의 부스럼), 가성독발(병변의 모양이 원형탈모증과 비슷하여 임상 및 병리 조직학적으로 위축한 반흔 형성을 보인다), 독발성 모낭염(모낭

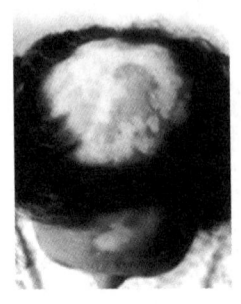

【반혼성 탈모 증세】

심부에서 만성 염증 반응이 일어나는 것으로 두피에서 주로 발생되지만 드물게 겨드랑이 부위에서 관찰되기도 한다. 거칠고 부서지기 쉬운 머리카락을 가진 남자에게서 발생되기 쉽다), 모공성 편평태선, 홍반성 루푸스, 경피증, 종양 등이 원인이 되어 나타나는 탈모증으로 모낭이 파괴되고 섬유조직이 생겨 영구적 탈모 상태가 된다. 후천적인 요소가 원인이 되는 것이므로 성별이나 나이에 상관없이 나타난다.

🔥 비반흔성 탈모증

여기에는 생장기 및 휴지기 모발 탈모증, 원형탈모증, 남성형 탈모증(대머리), 발모벽 등이 포함되는데, 조직이 섬유화되지 않고 모낭도 그대로 보존되어 있어서 치료를 하면 탈모를 억제시킬 수 있는 가능성이 있다. 그러나 비반흔성 탈모도 질병에 걸려 심화되면 반흔성 탈모증으로 전환되어 영구적 탈모로 이어질 수 있다.

이 중 비반흔성 탈모증은 외상이나 질병 등으로 영구적 탈모가 이루어지는 것이므로 논의에서 제외하기로 하겠다. 이 장에서 주로 설명할 대상은 대머리, 원형탈모와 같은 비반흔성 탈모증으로서 우리의 노력으로 치료 효과를 기대할 수 있는 것들이다.

남성형 탈모증(대머리)

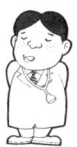

🔥 그들도 우리처럼

전두환, 이덕화, 설운도, 레닌, 브루스 윌리스, 숀 코렐리, 그리고 셰익스피어.

이들은 하나 같이 유명인이면서 모두 대머리라는 공통점을 지니고 있다. 이들뿐만이 아니라 이들의 아버지, 할아버지 들도 십중팔구는 대머리였을 것이다. 앞서도 설명했듯이 '남성형 탈모증', 즉 대머리는 유전적인 소인에 의해 발생하기 때문이다.

즉 이러한 '남성형 대머리(안드로겐성 대머리)'는 고농도 남성 호르몬인 다이하이드로테스토스테론이 모낭에 있는 대머리 유전인자의 수용체와 결합하여 나타나는 것이다. 그렇기 때문에 명칭도 '남성형 대머리', 혹은 그 원인이 되는 남성 호르몬의 통칭을 사용하여 '안드로겐성 대머리'라고 한다.

이것은 절대적으로 남성 호르몬의 영향을 받으므로 주로 남성들에게서 나타난다. 그러나 요즘은 스트레스가 여성들 몸에서도 남성 호르몬을 많이 분비하게 만들어 여성들한테서도 심심찮게 발생하는 것을 볼 수가 있다. 그렇다 하더라도 의학적인 명칭은 어디까지나 '남성형 탈모증'이다.

우리 나라 성인 중에서는 남자 14.1%, 여자 5.6%가 이 남성형 탈모증으로 고민하고 있다니, 적지 않은 여성들이 대머리로 인해 애를 태우고 있는 셈이다.

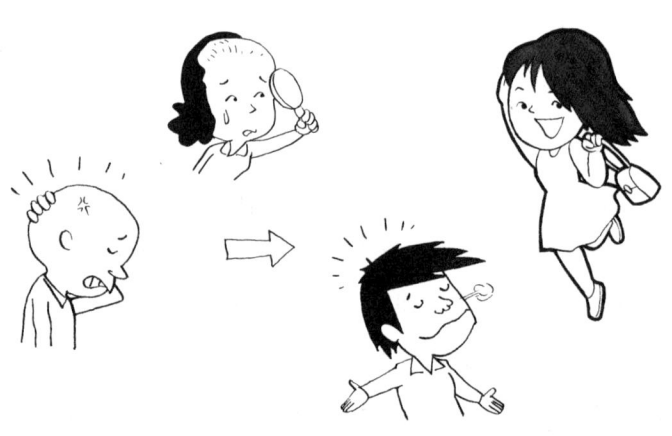

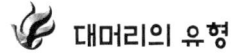 **대머리의 유형**

탈모된 모양을 보면, 같은 '남성형 탈모증'이라고 해서 모두가 동일한 모양을 취하고 있지는 않다. 남성형 탈모증은 그 모양에 따라 여러 유형으로 나뉘는데, 보통 놀우드 박사(Dr. Norwood)의 분류법을 따른다.

그는 남성형 탈모증을 크게 M형과 O형 두 가지로 나누었다. 이것은 탈모된 모양이 영어 알파벳 M·O와 비슷하다 하여 붙여진 이름이다.

그런 다음 M형을 다시 크게 3가지로 나누었고, 같은 유형에서도 약간 차이를 보이는 것에 대해 'a'라는 꼬리표를 달아서 또다시 6가지로 세분하였다.

O형에 대해서도 마찬가지다. 다만 O형은 한 가지 유형이 더 첨가되어 4가지로 나누었다는 점만이 다를 뿐이다. 그리고 나서 이것에 대해서도 약간 차이가 나는 모양에 'a'라는 꼬리표를 달아서 모두 6가지로 세분하였다.

그렇게 해서 탄생한 것이 다음과 같다.

• O형 ➡ 제Ⅰ형, 제Ⅱ형-제Ⅱa형, 제Ⅲa형-제Ⅲ형-제Ⅲ vertex형(제Ⅲ정수리형)
• M형 ➡ 제Ⅳ형-제Ⅳa형, 제Ⅴ형-제Ⅴa형, 제Ⅵ형, 제Ⅶ형

이것을 그림으로 본다면 훨씬 이해하기가 쉬울 것이다. 다음은

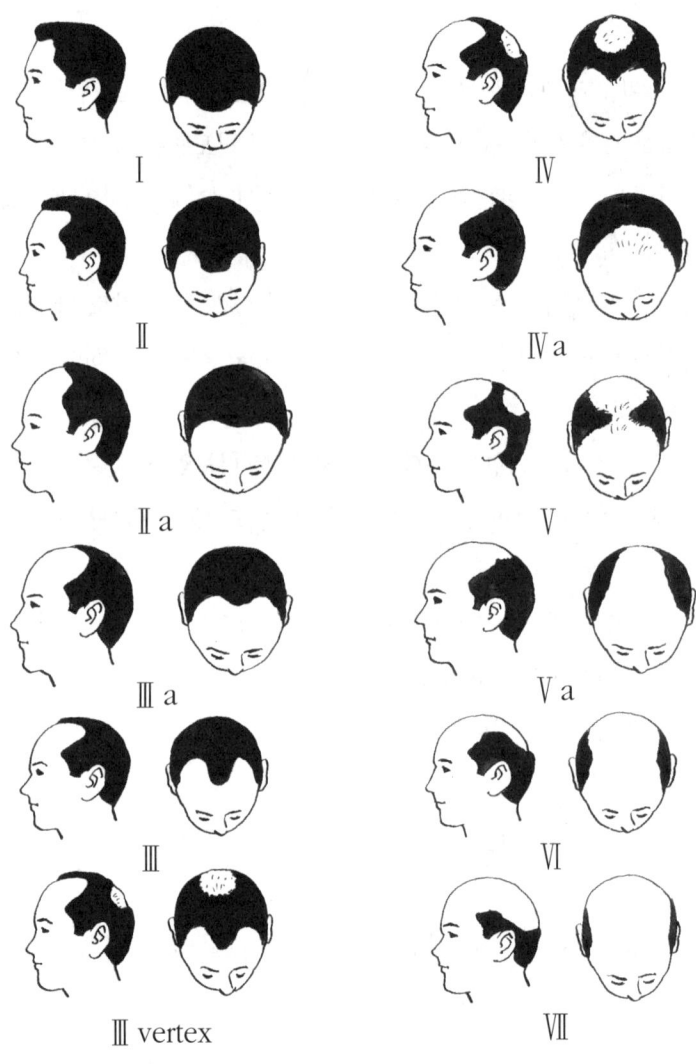

I

II

IIa

IIIa

III

III vertex

IV

IVa

V

Va

VI

VII

【놀우드 박사의 분류법】

놀우드 박사가 분류한 남성형 탈모증의 유형을 그림으로 나타낸 것
이다.

그림에서 보면, 우선 공통점이 탈모된 부위가 앞이마와 정수리
부위라는 것을 알 수 있다. 그리고 새롭게 알게 되는 사실이 그 유형
이 다양하다는 점이다.

이처럼 탈모된 모양이 차이가 나는
이유는 DHT와 유전인자가 결합하는 곳이
구체적으로 어디냐 하는 것에 따라 달라지
는 것이다.

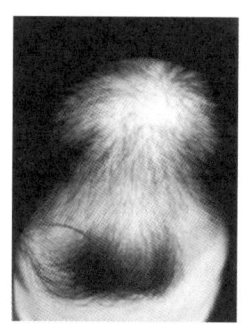

자신의 탈모 유형을 잘 알고 있으면
치료를 하는데 많은 도움이 된다. 그러므
로 위 그림을 참고하여 자신의 탈모가 어
떤 유형인지를 한번 가늠해 보자. 만일 모
발 이식술을 고려하고 있는 사람이라면 더더욱.

【놀우드 박사의 분류 Ⅲ형】

🔥 지루성 두피를 조심하라!

남성형 탈모를 보이는 환자들의 두피를 보면 기름기가 많아서
유달리 번들거리는 경우를 흔히 볼 수 있다(대머리가 번쩍거리는 진정
한 이유!). 이것 또한 남성 호르몬의 영향 때문에 나타난 현상이다.

탈모는 보통 한번 진행되기 시작하면 더 빨리, 더 심하게 이루
어지는 속성을 지니고 있다. 탈모가 이루어져 모낭이 죽거나 피부 밖

으로 빠지게 되어도 그 모낭에 붙어있던 피지선은 그대로 남게 된다. 뿐만 아니라 탈모 전보다 더 커진다. 그래서 머리가 빠진 부위에는 기름기가 많아지게 되고, 남성형 탈모증 환자들 두피가 유달리 기름기로 번들거리는 이유이다.

그런데 피지선에는 '5알파-환원효소'가 많이 분포하고 있다. 탈모로 인해 피지선의 기능이 커지면 그만큼 '5알파-환원효소'가 많이 분포하게 된다. 그에 따라 DHT 양이 증가하는 건 당연지사이다.

한번 탈모가 이루어지기 시작하면 탈모가 더욱 촉진되는 까닭이 여기에 있는 것이다. 그래서 어린 나이에 탈모가 진행되기 시작한 사람들일수록 탈모의 진행 정도가 심해지게 된다.

이렇게 피지선이 발달하여 피지, 즉 기름기를 많이 분비하는 두피를 '지루성 두피'라고 한다. 따라서 남성형 탈모증인 사람들은 지루성 두피일 가능성이 높다. 또한 도미노 현상처럼, 그런 연유로 지루성 두피가 되면 탈모에 가속도가 붙어서 머리카락의 숫자가 더욱 현격히 줄어드는 것이다.

또한 지루성 두피는 '비듬공장'일 수도 있다. 두피의 기름기가 굳으면 그것이 비듬이 되기 때문이다. 머리카락이 빠지는 것만 해도 속상해 죽을 지경인데, 그 빠진 자리에 비듬이 생긴다면 그야말로 미치고 환장할 일이 아닐 수 없다.

그러므로 지루성 두피를 잘 관리하는 일이 더더욱 중요하다. 그것만 잘 관리해도 탈모를 억제하는 데 커다란 도움이 되며, 금상첨화 격으로 비듬까지 방지하게 되는 것이다.

지루성 두피를 치료하는 방법은 일단 기름기를 제거하는 것에서 출발한다. 그러면서 심한 지루성 두피인 경우에는 심한 염증을 수반하기 때문에, 염증 반응을 억제하는 조치를 취한다. 보통은 약용 샴푸로 기름기를 제거하면서 스테로이드 제제로 염증을 가라앉히는 방법을 쓴다.

단, 스테로이드 제제는 오랜 기간 동안 사용하면 부작용을 일으킬 수도 있으므로 중증도일 때만 사용한다.

나날이 줄어드는 머리카락을 헤치고 자신의 두피를 잘 살펴보라. 두피가 기름기로 번쩍거리는 진정한 '빛나리'인가? 그렇다면 그대는 주저하지 말고 모발 클리닉을 찾아야 한다. 기름기가 몇 안 되는 나머지 머리카락까지 먹어치우기 전에.

🔥 치료 방법은?

다음 장에서 자세히 서술하겠지만, 남성형 탈모증을 치료하는 방법은 크게 약물요법과 수술적 요법으로 나눌 수 있다. 약물로는 미녹시딜처럼 바르는 약이 대표적으로 사용되어 왔으나, 최근 미국의 한 제약회사에서 먹는 약 '프로페시아'를 개발하여 시판중에 있다. 수술적 방법으로는 자신의 모발을 탈모 부위에 옮겨 심는 방법이 널리 쓰인다.

전반적으로는 솜털의 존재유무, 탈모 정도, 내복약 혹은 국소 도포 약제에 대한 환자의 선호도 및 환자의 나이, 경제적인 여건을 고려하여 치료 방법을 결정한다.

● **약물요법**

① 미녹시딜액 도포, 트레티노인(Tretinoin) 도포

② 프로페시아 (페나스테라이드) 경구 복용.

- 경미하거나 중증도의 탈모 : 미녹시딜 2%, 5% 액 도포
  또는 미녹시딜과 트레티노인 병용 요법, 경구용 피나스테
  라이드 1일 1mg 투여.

- 좀 더 진행된 탈모 : 완전히 혹은 거의 완전히 진행된 탈
  모에는 내과적인 치료가 효과 없다.

● **수술적 요법** : 모발 이식술

원형탈모증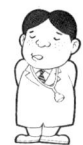

🔥 무엇이 '숲 속의 빈 터'를 만드나?

얼마 전 인기리에 막을 내린 드라마 「아줌마」를 보면 한 가지 흥미로운 사례가 등장한다. 어릴 때부터 과외다 뭐다 하며 돈으로 처발라 공부시킨 외아들 장진구가 결국 돈으로나마 교수 자리를 사서 잘 나간다 싶었는데, 하루 아침에 고졸 며느리에게 이혼 당하고 위자료로 집까지 날리게 되자 그 엄마는 그만 '꽥' 하고 비명을 내지르기에 이른다.

그러나 그 비명은 이혼남이 된 아들 처지가 불쌍하다거나 창졸간에 이층집을 잃게 되어서 충격을 받았다거나 하는 것 때문에 터져나온 것이 아니었다. 할머니 소리가 듣기 싫어 손자들과도 함께 외출하지 않는 그녀에게 머리카락이 한 뭉치씩 빠지는, 실로 경악스러운 일이 일어났던 것이다.

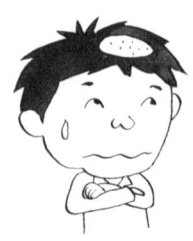물론 그녀의 머리에 그런 '땜통'을 생겨나게 만든 근본적인 원인은 아들의 이혼과 재산의 감소로 인한 스트레스였다. 그것이 좁은 집으로 이사를 가게 되었을 때 한 차례 폭발하더니, 결국에는 머리 속 '땜통'으로 화한 것이다.

그때 그 허영 덩어리 장진구 엄마를 놀라게 만든 것, 그래서 '꽥'하고 비명을 내지르게 만든 '땜통'이 바로 원형탈모된 자리다.

원형탈모증은 말 그대로, 머리 한 가운데에 원 모양으로 탈모가 이루어지는 증상을 가리킨다. 보통 탈모된 자리의 크기가 오백 원짜리 동전만한데, 심하면 점점 커지다가 전두탈모로 발전될 수가 있다. 즉 치료를 '제때, 제대로' 받지 않으면 머리 전체의 탈모로 확대될 수도 있다는 말이다.

원형탈모증이 생기는 이유는 아직도 확실하게 밝혀진 것은 아니지만, 보통은 '자가면역반응' 때문에 생기는 것이라고 알려져 있다. 자가면역반응이란 자기세포를 외부의 침입자로 생각해 공격하는 현상이다. 여기에 유전적 소인과 장진구 엄마와 같은 정신적인 스트레스가 자가면역반응을 자극하여 머리에 '숲 속의 빈 터'를 만드는 것으로 파악하고 있다.

원형탈모증이 주로 어린 아이들과 20~30대의 젊은층에서 나타나는 것으로 미루어볼 때 스트레스가 자가면역반응을 자극하는 주범이라고 생각할 수가 있다. 어린 아이들과 젊은이들은 파닥파닥 숨쉬는 젊은 혈기를 공부와 취업, 직장생활 때문에 짓눌러야 하는 생활로 인해 스트레스를 심하게 받기 마련이다. IMF 사태 직후에 원형탈모 증상을 보인 중장년층 남성들이 많았다는 사실에서도 스트레스가 원형탈모의 주된 원인이라는 사실을 짐작할 수 있을 것이다.

또한 이는 여성들한테 원형탈모가 많이 발생한다는 사실에서도 확인할 수가 있다. 남성들에 비해 상대적으로 사회생활을 하는 숫자가 적은 여성들이 무슨 스트레스가 많겠느냐고 반문할 수도 있겠지만, 따지고 보면 우리 사회에서 여성들만큼 스트레스에 시달리는 존재도 없다. 무엇보다 임신과 출산 자체가 엄청난 스트레스를 동반하는 일일 뿐 아니라 가사와 육아에서 오는 스트레스도 만만치 않다. 거기다 이영자 사태에서도 알 수 있듯이 사회는 여성들에게 외모에 관해 고3 수험생이 대입시험에 느끼는 심리적 압박감 이상으로 강박증을 갖도록 강요하고 있다. 그리고 시댁과의 갈등은 또 어떠한가? 오죽하면 '며느리'란 존재를 현대 한국 사회의 '천민'이라고 규정하는 과격한 주장까지 나왔을까?

그런 면에서 원형탈모증은, 한편으로는 다행인 요소를 지니고 있다. 스드레스가 주원인이리고 판단되는 만큼 남성형 탈모증에 비해 지료가 매우 용이하기 때문이다. 약물 치료로도 충분히 효과를 거둘 수 있지만, 더 근본적으로는 스트레스를 조절하기만 하면 완치도 가능하다.

한 마디로 잘 먹고 잘 놀고 잘 자면 '숲 속의 빈 터'는 다시 울창한 나무 그늘로 덮일 수가 있는 것이다. 거기다 두피 마사지까지 착실하게 해 준다면 그 효과는 배가 될 것이다.

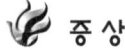

보통 별다른 자각증상을 느끼지 못하고 있다가 어느날 갑자기 머리에서 직경 1~5cm의 탈모된 자국, 즉 탈모반을 발견하게 된다. 탈모반은 경계가 명확한 원형 또는 달걀 모양이고, 그 표면은 주위 정상 부위보다 약간 함몰되어 있어서 쉽게 눈에 띈다. 두피에 나타나는 것이 보편적이지만 수염, 눈썹, 음모, 겨드랑이털 등에서도 원형 탈모가 일어날 수 있다.

발병 초기 은빛 모발(백모)의 경우는 특이하게도 이 증상에 영향을 받지 않기도 한다.

원형탈모증에서는 다른 탈모증에서 볼 수 없는, 감탄부호(!) 모양의 모발을 발견할 수가 있다. 탈모반에는 3mm 정도의 짧은 그루터기 모발이 남아있기 마련인데, 그것을 뽑아보면 감탄부호처럼 생긴 것을 알 수 있는 것이다. 즉 뿌리 부분은 곤봉과 비슷한 모양에

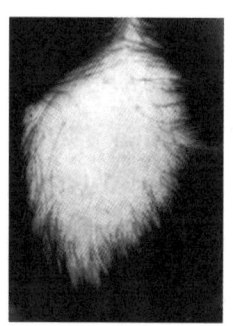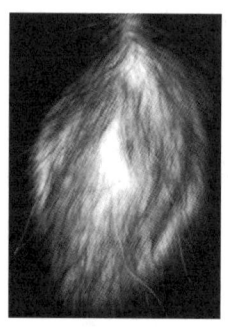

【감탄부호 모양의 모발】

다 색깔도 퇴색했는데 뿌리에서 가장 멀리 떨어진, 끊어진 부위는 색도 진하고 굵기도 굵다. 그래서 뿌리 부위를 아래로 해서 전체 길이를 보면 느낌표(!) 같은 모양을 하고 있다. 그러한 모발을 '감탄부호 모발' 이라고 부른다.

그러나 원형탈모가 사춘기 이후에 발생하는 사람인 경우에는 이 '감탄부호 모발' 이 정상모발로 자연 회복되기도 한다. 회복단계에 접어들면 처음에는 모발이 솜털 같고 색도 연하지만 차차 굵고 진한 색깔의 성숙한 모발로 대치된다. 또한 회복되는 모발이 백모의 형태를 띠기도 하는데, 그 백모의 성장 속도가 다른 털의 성장 속도보다 빠르게 나타나기도 한다. 백모는 대개 진한 색깔의 모발로 대체되나 수년간 백모 상태로 지속되기도 한다.

🔥 특수한 형태의 원형탈모증

원형탈모증 중에는 예후가 좋지 않은 것이 있으므로, 이러한 경우는 특별히 주의를 기울여야 한다.

◑ 전두 탈모증 : 머리 전체의 털이 빠지는 형태

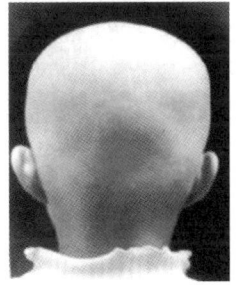

◐ **전신 탈모증** : 눈썹, 속눈썹, 수염, 겨드랑이털, 음모 등 전신의 털이 빠지는 형태

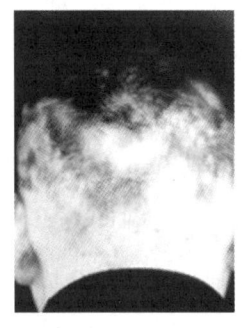

◐ **사행성 두부 탈모증** : 한쪽 귀 주위에서 출발해 머리의 옆과 뒤를 따라 다른 쪽 귀로 탈모가 이어지는 형태이다. 가령, 왼쪽 귀 주위에서 탈모가 일어났다면 점점 머리 옆면과 뒷면으로 탈모가 확대되다가 반대편에 있는 오른쪽 귀 주위까지 퍼져가게 되는 경우이다. 그러므로 탈모반은 월계관을 쓰면 닿는 부위 전체가 된다. '사행성(蛇行性, 뱀이 기어감)'이란 용어는 머리 뒤쪽에서 탈모 형태를 보면 뱀이 구불구불 기어가는 듯한 느낌을 준다고 해서 붙게 되었다.

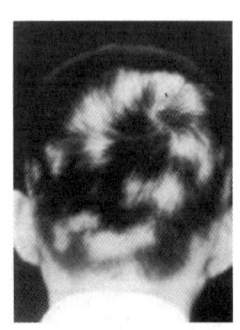

◐ **망상 원형탈모증** : 크기가 작으면서 모양이 뚜렷한 탈모반이 머리 여기저기에 흩어져 있는 형태로 꼭 그물 모양 같다고 하여 '망상 원형탈모증'이라고 한다.

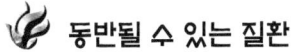 **동반될 수 있는 질환**

원형탈모증은 대개 동반되는 질환이 없이 건강한 사람에게서 발생되지만 아토피 피부염, 다운 증후군, 갑상선염, 류머티즘성 관절염이나 백반증과 같은 '자가면역질환' 환자들에게서 더 높은 발생빈도를 보인다. 동반 질환이 있는 경우 전두탈모증이나 전신탈모증과 같은 심한 형태의 탈모증으로 발전할 가능성이 높다. 장기간 계속되고 침범 부위가 광범위할 경우에는 손톱이나 발톱에도 곰보 모양을 비롯한 병변을 나타내는 경우가 있다.

• **조갑 병변** : 환자의 10~20%에서 나타나며 탈모증이 심할수록 빈도가 높다. 작은 함몰이 많이 나타나며 조반월(손·발톱 뿌리 부분의 하얀 반달 모양)의 부분적인 소실도 보인다.
• **백반증** : 5% 미만에서 동반되며 미만성으로 나타나고 경과가 탈모증에 따라 좋아지고 나빠진다.

진 단
염증, 반흔, 위축을 동반하지 않은 원형 또는 난원형의 탈모반이 특징적이며 자연 회복과 재발을 잘 하는 임상 과정도 진단에 도움을 준다. 감탄부호 모발의 유무에 전적으로 의존할 수는 없지만 이것이 진단에 상당히 유용하다. 감별하여야 할 질병으로는 두부 백선(머리의 도장 번짐), 발모벽 등이 있다.

예 후

한 개 또는 수 개의 작은 병변은 치료 없이도 자연 회복되는 경우가 많다. 그러나 사춘기 이전에 발병한 것, 망상 원형탈모증, 사행성 두부탈모증, 전두탈모증은 예후가 불량한데 전신탈모증은 특히 불량하여 호전과 악화를 반복하거나 치료에도 거의 반응이 없는 경우도 있다. 동반 질환이 있는 경우에도 예후는 좋지 않다.

치 료

• 탈모반이 하나 또는 수 개 이하로 나타나는 경우 : 부신피질 호르몬제 연고와 병변 내 국소 주사가 가장 많이 이용되고 있다.

• 중증 탈모증인 경우 : 다음의 항목을 단일 또는 복합 처방한다.
  – 부신피질 호르몬제 : 연고, 병변 내 국소 주사, 경구 또는 근육 주사, 펄스 요법
  – 면역 감작 요법 : DPCP(Diphenylcyclopropene), Squaric acid
  – 면역 억제제 : Cyclosporine, Thymopentin
  – 기타 : Anthralin, 자외선 요법, 냉동 요법, 미녹시딜

부신피질 호르몬제

가장 보편적으로 사용되는 치료약으로 주사약(근육 또는 정맥주사 및 병변 내 주사), 경구용 알약, 외용 연고 또는 액의 형태로 제형이 분류되며 원형탈모증의 증상에 따라 치료제형이 달라질 수 있다.

• 부신피질 호르몬제 병변 내 국소 주사법이란 ?

탈모 부위에 호르몬제를 직접 주사하는 방법으로 병변이 작고 숫자가 적은 경우에 주로 사용하는 방법으로 시술이 비교적 간편하고 효과도 좋지만 아픈 것이 흠이다.

• 부신피질 호르몬제의 부작용

▶ 여드름 : 빠른 경우 약 2주 전후하여 여드름이 발생하며 소아에게는 흔하진 않고 성인에게서 흔히 관찰되나 50세 이후에는 발생 빈도가 떨어진다. 부신피질 호르몬제 투여 중단 후에 서서히 없어지며 여드름에 대한 치료를 병행하기도 한다. 부분적으로 색소를 남길 수 있으나 흉터는 남기지 않는다.

▶ 튼 살 : 아기를 출산한 여성의 복부에서 흔히 관찰되는 튼살은 짧은 기간 동안에 복부가 급격히 팽창되면서 복부의 피부가 늘어나면서 발생한다. 이러한 튼살은 성장이 왕성한 사춘기 남녀 학생들에게 흔히 나타나는데, 체중이 갑자기 늘고 키도 커지면서 피부도 갑자기 늘어나 생기며 부신피질 호르몬제를 장기간 사용하게 되어도 튼살이 발생된다.

▶ 불규칙한 생리 : 여성인 경우 규칙적이던 생리가 예정일보다 늦게 나타나기도 하며 앞당겨지도 한다. 그러나 약물투여를 중단하게 되면 평소의 생리통과 생리 관련 질병이 자주 발생하게 되며, 혹 생리가 늦어지게 되면 임신에 대한 의구심을 가져야 한다. 임신 초기에는 태아에 해로운 약물이므로 의심이 가는 경우에는 즉시 임신 반응 검사를 해보아야 한다.

DPCP 치료(면역치료)란?

　　주로 어린 아이들이나 중증의 원형탈모증에서 사용하는 방법으로 탈모증 부위에 DPCP 약물을 발라 주어 접촉 피부염을 유발시킨다. 주사를 놓는 것과는 달리 아프지 않으므로 어린 아이들은 물론 어른들도 좋아하는 방법이다. 1주일에 한 번씩 피부과에서 도포하는 것으로 대개는 0.0001~2% 사이에서 접촉 피부염의 반응 정도에 따라 농도를 달리해 가며 치료하며, 반응에 따라 피부에 홍반, 구진, 진물이 생기고, 심한 경우 수포도 형성할 수 있다. DPCP 치료의 단점은 치료 부위가 가렵고 다소 치료 기간이 길어질 수 있다는 점이다.

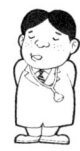

외음부 무모증

🔥 평생의 한

한 번은 50대 여성 한 분이 필자를 찾아온 적이 있었다. 이 분의 고민은 대머리도 아니요, 원형탈모증이나 액취증 같은 것도 아니었다. 이 여성이 어렵사리 필자를 찾은 이유는 다름 아닌 외음부 무모증 때문이었다. 아이들 낳아서 다 키우고 그 나이까지 살았는데 그것이 새삼 무슨 고민이 된다고 피부과를 찾을까 싶겠지만, 사실은 평생의 한이 되어서 찾아왔다고 했다. 평생의 한이 되어서….

이 말은 무모증을 안고 있는 여성들의 고민을 단적으로 드러내주는 것이라고 할 수 있다. 기혼 여성인 경우에는 아무리 남편이 괜찮다고 해도 왠지 모르게 자신한테 크나큰 결함이 있다는 생각을 떨쳐버릴 수가 없다. 그러다 보면 남편에게 뭔가 떳떳치 못한 것 같아 부부사이에 있어서 정당한 목소리를 낼 수 없게 되기도 한다.

또한 이 여성 정도의 연배라면 자식들이 다 자라서 시간적 여유가 많기 때문에 갖가지 모임 같은 것으로 자주 어울려 다닌다. 그래서 단체 여행도 많이 가는데, 여행을 가게 되면 수영, 온천 목욕 등을 함께 해야 할 경우가 생기게 마련이다. 그럴 경우에 친구들이 자신의 무모증에 대해 입방아 찧을 것을 우려하는 마음에 자연스럽게 위축된다.

그런가 하면, 무모증이었던 시어머니 초상을 치른 한 친구의 말은 이 여성의 가슴을 더욱 무겁게 짓눌렀다. 그 친구 왈, 시어머니 수의를 입히는데 '그곳'에 털이 없더라는 것이다. 그 말을 이 다음에 자신도 죽게 되면 며느리가 수의를 입히다가 내 무모증을 발견하고는 친구들에게 '킬킬거리며 얘기하겠구나' 하는 생각이 들어 그 자리에 제대로 앉아 있을 수가 없었다고 한다.

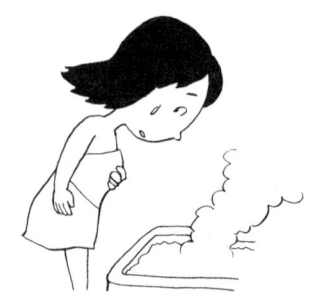

나이가 어렸을 때는 어린대로 무모증으로 인한 상처가 컸다. 감수성이 한창 예민한 사춘기 여학생 시절, 다른 친구들과는 달리 자신한테는 음모가 생기지 않았다는 사실을 알게 된 후부터는 친구들과 제대로 어울려 놀 수도 없었다고 한다. 혹시라도 친구들이 그 사실을 알고는 놀릴 것 같았기 때문이다. 한 사람의 자아가 완성되어가는 그 중요한 시기에 무모증으로 인해 정서발달에 무수한 상처를 입었던 것이다.

결혼을 앞두고는 또 그때대로 무모증 때문에 전전긍긍해야 했다. 남편 될 사람한테 이 사실을 털어놓으면 파혼하자고 하지는 않을까, 문제없이 결혼했다고 해도 시댁 식구들이 나중에 눈치채면 재수 없는 며느리라고 쫓아내지는 않을까, 하는 걱정 때문에 급기야는 결혼을 피하고 싶었다고 한다. 실제로 결혼을 앞둔 외음부 무모증 여성들 가운데는 그런 종류의 두려움 때문에 결혼을 회피하거나 결혼날짜를 늦추는 경우도 종종 있다.

따라서 여성의 무모증은 남들이 알지 못해도 자기 자신한테는 골수에 맺히는 한이 된다.

🔥 무엇이 '비너스의 언덕' 을 민둥산이게 만드는가

그런데 이러한 무모증은 남성 호르몬이 부족해서 생기는 것이기 때문에, 안타깝게도 여성에게만 나타난다. 앞에서 살펴본 바와 같이, 남성 호르몬이 왕성하게 분비되면 대머리가 될 확률은 높아지지만, 수염이나 가슴털, 음모 같은 것은 무성해진다. 이와는 반대로 남성 호르몬이 부족하게 되면 반대의 현상이 '강화' 되어 결국에는 음모가 자라지 않게 되는데, 남성들에게는 이런 경우가 거의 발생하지 않는다.

이 부분을 읽고 나서 혹시라도 혼란을 일으키는 독자는 없을 줄로 안다. 다 알고 있는 내용이겠지만 노파심 때문에 다시 한 번 설명하자면, 두 종류의 성 호르몬은 남성과 여성 모두에게서 분비된다.

남성한테서도 여성 호르몬이 분비되며, 여성한테서도 남성 호르몬이 분비된다. 남성으로서의 특징과 여성으로서의 특징은 어느 한 쪽의 성 호르몬의 작용만으로 형성된 것이 아니라, 남성 호르몬과 여성 호르몬 모두의 적절한 작용에 의해 형성되는 것이다. 다만, 남성에게서는 남성 호르몬이, 여성에게서는 여성 호르몬이 더 많이 나오는 차이가 있을 뿐이다.

그리하여 외음부 무모증은 여성에게도 적당하게 나와야 하는 남성 호르몬이 부족하게 분비되는 탓에 발생하는 현상이다. 성 호르몬이 왕성하게 분비되면서 2차 성징이 나타나는 사춘기 시절에 여성 호르몬과 함께 남성 호르몬도 적절하게 분비되어야 하는데, 그렇지 못함으로써 사춘기 이후에도 음모가 형성되지 않게 되는 것이다.

치료 방법

따라서 외음부 무모증을 치료할 때에는 남성 호르몬을 주사하여 부족한 부분을 보충해 주는 방법을 취한다. 또 바르는 약을 사용해서 발모를 유도하기도 한다. 그러나 이러한 방법으로는 잔털이 약간 굵어지는 정도의 효과가 있을 뿐 만족스러운 결과를 기대하긴 어렵다.

가장 확실한 효과를 보장하는 방법은 '남성형 탈모증' 치료에서 쓰이는 것과 같은 모발 이식술이다. 자신의 머리카락을 국부에 한 올 한 올 이식하는 방법인데, 보통 모낭 단위로 이식한다. 따라서 이식한 모발뿐만이 아니라 새모발도 함께 자라게 된다. 물론 수 개월에 한 번 정도 잘라주어야 하는 불편은 있지만, 이 '자가 모낭 이식술'이야말로 만족스러운 효과를 볼 수 있는 치료법이다.

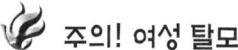 주의! 여성 탈모

무모증 외에도 여성에게서 나타나는 탈모 유형은 여러 가지가 있다.

우선 남성형 탈모증. 흔히 여자 대머리는 없다고 하지만, 여성에게서도 '남성형 탈모증'은 발생한다. 여성들에게도 소량의 DHT가 생성되기 때문에 유전적인 소인이 있으면 나타날 가능성은 언제나 있는 것이다. 한 가지 다행스러운 사실은, 여성들은 남성들에 비해 DHT가 생성되는 양이 적으므로 그 치료 효과가 높다는 점이다. 그렇기 때문에 적극적으로 치료를 받으면 생각했던 것보다 훨씬 좋은 결과를 볼 수가 있다.

그러나 젊은 여성에게서 남성형 탈모증이 나타난다면 특별한 주의를 기울여야 한다. 남성 호르몬의 증가를 유발하는 질환에 걸린 것일 수도 있기 때문이다. 그런 질환에 의해 남성 호르몬이 증가되다 보면 남성화가 진행되어 생리는 불규칙해지는 대신 남성들처럼 신체 다른 부위에도 털이 나게 된다. 가령, 팔이나 다리에 자란 털의 굵기

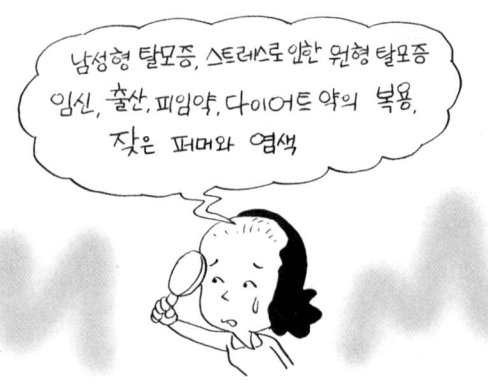

또한 남성들의 것처럼 굵어진다. 이런 경우에는 대표적으로 '난소 낭종'과 같은 질환일 가능성이 높다. 그러므로 이런 경우에는 가급적 빨리 병원을 찾는 것이 좋다.

그밖에 스트레스로 인한 원형탈모증 및 임신과 출산, 피임약이나 다이어트 약의 복용, 잦은 퍼머와 염색 등으로 인한 탈모가 있다.

이 중에서도 특히 다이어트로 인한 탈모는 조심해야 한다. 다이어트를 하는 도중에 탈모가 발생한다면 건강에 이미 이상 신호가 반짝이고 있다는 사실을 뜻하기 때문이다. 무리한 다이어트를 하다가 목숨까지 잃는 경우가 외국에만 있는 것이 아니다. 얼마 전 부산에서도 한 20대 여성이 다이어트를 하다가 숨진 일이 있었다.

다이어트를 통해 42kg까지 감량을 했음에도 불구하고 계속적으로 무리한 다이어트를 하다가 그런 비극을 당한 것이었는데, 그 여성이 사용한 방법은 설사약을 꾸준히 복용하여 아래로는 설사를, 위로는 구토를 함으로써 음식물을 섭취하는 족족 배설하는 것이었다.

그것은 장티푸스 같은 질병에 걸렸을 때 일어나는 '토사곽란'을 의도적으로 유발하는 위험한 행위였다. '토사곽란'은 사람을 탈진 상태에 이르게 만들어 목숨까지도 위협하는 것이다.

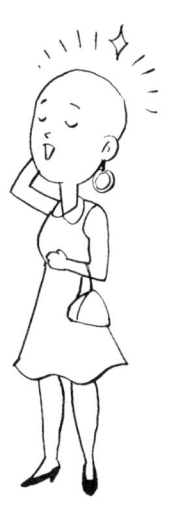

　심한 다이어트는 이렇듯 생명까지도 앗아갈 수 있다. 따라서 다이어트 도중에 머리카락이 빠지는 일이 생긴다면 즉각 다이어트를 중단하고 영양을 섭취해야 할 필요성이 있다. 탈모 현상은 다이어트로 인한 비극을 미리 예고해 주는 전주곡일 수도 있기 때문이다.

　진정으로 모발을 생각한다면 퍼머나 염색도 자주 하지 않는 것이 좋다. 퍼머나 염색을 하다 보면 모발에 자극이 가는 것은 자명한 일. 그것이 심해지면 여성들은 그 자극으로 인한 모발의 영양 손실을 만회하기 위해서 또다시 비싼 영양제를 바르거나 각종 마사지 등을 따로 받는다. 하지만 그것 또한 모발에 자극을 줄 뿐이다. 그러므로 분위기를 바꾸거나 아름다워지기 위해 노력하는 것도 좋지만, 모발의 입장에서 본다면 잦은 퍼머나 염색은 자제하는 것이 더욱 좋다.

생장기 모발 탈모증

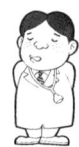

생장기 모발 탈모증은 암치료를 위해 항암제를 투여받거나 방사선 치료를 받는 환자들에게서 발견할 수 있는 증상이다. 그런 치료를 받게 되면 암세포뿐만 아니라 세포 분열이 왕성한 정상 조직도 피해를 입게 되는데, 생장기에 있는 모낭에서도 세포 분열이 활발하기 때문에 손상을 받게 된다.

정상 두피 모발의 약 85~90%가 생장기 모발임을 감안할 때 세포분열을 하지 않고 있는 10~15%의 휴지기 모발을 제외한 대부분의 모발이 치료 시작 1~3주 후부터 두피 전체에 걸쳐 심한 탈모가 일어난다. 탈락되는 모발을 보면 모근의 근위부가 송곳 모양으로 가늘어져 있다. 원인 약물의 투여를 중단하면 수주일 이내에 모낭이 회복되므로 예후는 양호하다. 항암 치료기간중에 머리에 압박 붕대나 얼음 찜질을 하면 예방효과가 있다.

휴지기 탈모증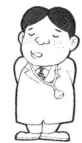

휴지기 탈모는 정상적인 곤봉모가 비정상적으로 많이 빠지게 되는 상태를 말하는데, 모낭이 어떤 스트레스를 받은 것으로 인해 정해진 생장 기간(두피 : 2~6년)을 다 채우지 못하고 중간에 휴지기로 이행하여 빠지는 현상이다.

이것의 원인이 되는 스트레스에는 출산, 수술, 심한 열병, 약물, 머리를 당기는 것, 만성 전신적 질환, 영양 결핍, 만성 두피 피부 질환, 만성 원형탈모증 등이 포함된다.

탈모 현상은 두피의 여기저기에서 두루 나타나며 보통 외부에서 보기에 명백하게 심한 탈모증은 일어나지 않지만 환자 자신이 가장 먼저 매일 탈락모가 증가한 것을 알게 된다. 모발 탈락이 나타나기 시작하는 시기는 원인이 되는 스트레스 자극이 발생한 후 2~4개월이 지난 후부터다.

그러나 모낭이 휴지기에 들어갔다는 건 이미 새로운 생장기 모낭이 활동을 시작하였음을 의미하기 때문에, 계속적인 자극이 없으면 6개월 정도 후에 모발이 회복된다.

아래에서 각 원인별 휴지기 탈모증은 구체적으로 어떠한지 간략하게나마 알아보도록 하자.

출산

여성이 임신을 하게 되면 휴지기 모발의 비율이 감소하게 되어 평상시보다 모발이 적게 빠지지만 출산 후에는 많은 수의 모발이 한꺼번에 휴지기 상태로 들어가 2~3개월 이내에 머리카락이 많이 빠지게 된다. 이러한 현상은 1~6개월이 지속될 수 있지만 대부분의 경우 완전히 회복된다.

큰 수술 / 만성 질환

큰 수술을 받게 되면 우리의 신체는 엄청난 충격을 경험하게 된다. 그 충격으로 인해 보통 큰 수술 후 1~3개월 이내에 탈모량이 증가되는 것이 관찰되곤 한다. 이때의 탈모는 수개월 이내에 회복되지만 만성질환에 의한 탈모는 부정기간 탈모가 계속될 수 있다.

고열, 중증 감염 질환, 심한 감기 몸살

고열, 중증 감염 질환, 심한 감기 몸살이 있은 지 1~3개월 이후에 머리카락이 많이 빠지는 것을 느끼게 된다. 이러한 탈모는 시간이 경과하면 저절로 좋아진다.

철분 결핍

철 결핍에 의해 간혹 탈모가 일어나기도 한다. 철이 함유된 음식을 많이 섭취하지 않았다든지, 몸에서 철 흡수력이 떨어졌다든지 하는 경우가 바로 그에 속한다. 여성인 경우에는 많은 생리량 때문에 철 결핍이 발생되기도 한다. 철 결핍은 혈액검사로 알 수 있으며 철분제제의 복용으로 교정될 수 있다.

머리 당기기 (견인성 탈모증)

머리카락을 세게 땋거나 직선으로 잡아당기기 또는 퍼머를 할 때 너무 세게 말아서 모발을 강하게 잡아당기는 과정에서 발생할 수 있는 탈모증이다. 지속적으로 머리카락을 잡아당기게 되면 탈모의 원인이 되는데 이 경우에는 가장 힘을 많이 받는 측면 부위의 머리털이 빠지게 된다.

기 타

피임제, 혈액 항응고제 복용으로 인한 약물성 휴지기 탈모증, 만성 두피 피부 질환, 만성 원형탈모증으로 인한 탈모를 들 수 있다.

제 **5** 장

치료 방법에 대하여

- 탈모증 치료 방법
- 약물요법
- 수술적 방법

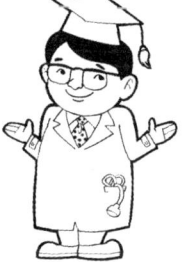

탈모증 치료 방법

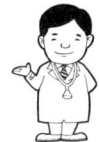

탈모증을 치료하는 방법에는 대표적으로 약물요법과 수술적 방법이 있다. 여기에 한 가지를 더 첨가한다면 식사요법을 들 수 있을 것이다. 식사요법은 그 자체의 방법으로만 치료효과를 크게 내기보다는 약물요법이나 수술적 방법과 함께 사용되어 치료 효과를 배로 증가시키는 역할을 주로 담당한다. 그러나 '밥이 곧 보약'이라는 말처럼, 평상시에 올바른 식습관을 들인다면 모발의 건강을 지키고 탈모를 억제하는 데에 많은 도움을 받게 된다.

따라서 이 장에서는 약물요법, 수술적 방법과 함께 식사요법에 대해서도 간략히 서술하도록 하겠다.

약물요법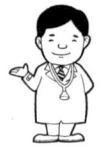

완벽한 대머리 치료제를 개발해내면, 그 개발자는 분명 노벨상을 받을 것이라는 우스개 소리가 있다. 그만큼 완벽한 치료제를 만들어내기가 어렵다는 뜻이다. 동시에 노벨상을 줄 만큼 대머리 치료에 대한 대중들의 관심과 열망이 강하다는 사실을 뜻하기도 한다.

우스개라는 게 원래 아무 생각없이 만들어진 것 같지만, 속을 파헤쳐보면 항간의 관심을 가장 발빠르고 정직하게 반영하는 말이기도 하다. 무슨무슨 대머리 치료제가 나왔다고 하면 순식간에 동이 나곤 하는 사태만 보더라도 그러한 사실을 짐작할 수가 있다.

한때 대머리 환자들 사이에서 선풍적인 인기를 끌었던 '중국산 발모촉진제 101'이라는 것이 있다. 주성분이 마늘, 생강, 인삼 등으로 이루어진 그것이 효과가 탁월하다는 입소문이 돌자 대머리 환자들은 웃돈을 얹어주면서까지 그 약을 구하지 못해 난리였었다. 결국은 두

피가 붉어지거나 따가운 접촉 피부염
이 일어나는 등 부작용에 대한 소문
이 거세지자 그 열풍이 수그러들기는
하였지만, '대머리 완치'에 대한 사
람들의 열망까지 식은 것은 아니었
다.

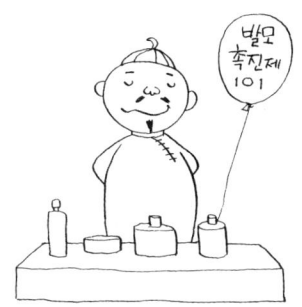

　그렇듯 아직까지 완벽한 대머리 치료제가 나와 있지 않은데, 그
에 대한 대중들의 열망은 강하다보니 '카더라' 통신이 힘을 발휘하는
경우가 많다. 다시 말해 누가 '무슨무슨 약이나 식품, 방법이 효과가
있다 카더라' 하면 그 진위 여부를 따져보기도 전에 우선은 매달리게
된다. 알다시피 그 약이나 식품이나 방법이라는 것의 효능이 과학적
으로 입증된 적은 없다. 그래서 부작용에 대한 위험성이 높은데도 불
구하고 대머리 환자들은 그 '효과가 있다 카더라' 하는 말에 현혹되
어 돈과 시간과 건강을 아낌없이 투자하곤 하는 것이다.

　물론 개중에는 과학적으로 그 효능이 일부 검증된 약품들도 있
다. 그 대표적인 것이 '미녹시딜'과 '프로스카', 그리고 최근 미국 식
품의약국(FDA)의 공인을 받은 '프로페시아'이다. 이것들 또한 대머
리를 완치해 주는 것은 아니지만 탈모를 억제시키는 효과가 과학적
인 방법에 의해 검증을 받았기 때문에 일단은 믿고 사용할 만하다.

　다시 한번 강조하지만 대머리를 치료하고자 하는 마음이 아무
리 절실하다 하더라도 과학적으로 검증되지 않은 '카더라 통신' 표 약
품이나 식품은 함부로 복용·사용해서는 안 된다. 그런 것을 함부로

복용 또는 사용했다가는 금전적 손실뿐만 아니라 심각한 부작용으로 인해 건강에 심각한 타격을 입을 수도 있다.

그러므로 약물요법으로 치료를 하고 싶다면, 반드시 전문가와의 상담하에, 또 부작용에 대한 검토를 면밀히 한 후에, 다음의 약물들을 이용해야 한다는 점을 명심해야 할 것이다.

 바르는 발모제 - 미녹시딜

1) 미녹시딜이란?

이 약은 원래 미국의 '파머시아 앤 업존' 사가 혈관 이완 작용을 통해 고혈압을 치료하는 고혈압 치료제로 개발했다. 그런데 이 약제를 복용한 환자들 가운데 머리, 팔, 다리 등의 전신에 털이 2~4cm까지 자라는 부작용을 보이는 사람들이 있었다. 업존사는 바로 그 점에 착안하여 발모제로 개발하는 프로젝트를 추진했고, '로게인(Rogain)'이라는 이름으로 바르는 발모제를 생산해 내기에 이르렀다.

이렇게 해서 미녹시딜 제제가 미국 식품의약국(FDA)으로부터 최초의 대머리 치료제로 승인받게 된 것이다.

그와 함께 업존사는 즉각 특허를 신청하여 최근까지 이 미녹시딜 제제의 생산을 독점해 왔다. 따라서 미녹시딜 제제가 '로게인'이라는 이름의 제품 하나밖에 없었으므로 가격도 비쌀 수밖에 없었다.

그러나 최근 업존사의 특허가 만료되자 상황이 달라졌다. 다른 회사에서 유사품을 만들어 값싸게 판매하기 시작한 것이다. 그러자 업존사는 미녹시딜액의 함유량을 더 높인 제품을 출시하여 판매하는 전략을 수립했다. 처음 '로게인'에는 미녹시딜액이 2%만 들어 있었는데, 신제품은 미녹시딜액의 함유량을 5%로 늘린 것이다. 앞으로는 함유량을 더 높여 제품을 만든다는 소식이 들린다.

어쨌든 이러한 상황 변화는 소비자들에게는 이득일 수밖에 없다. 가격은 낮아지고, 미녹시딜액 함유량은 높아져서 더 큰 치료효과를 기대할 수 있기 때문이다.

2) 치료 효과

미녹시딜액의 효능은 이미 임상실험을 통해 밝혀졌다. 그 실험 내용과 결과에 대해 소개를 하면 다음과 같다.

대조군

앞이마와 정수리 부위에서 남성형 탈모증을 겪고 있는 남성 2,294명과 여성 256명이 대조군으로 참가했다. 연령은 남성들이 18~50세였고, 여성들이 18~45세였다.

실험방법

• 제1차 : 2%의 미녹시딜액을 1일 2회 도포한 후 경과를 관찰했다.

• 제2차 : 미녹시딜액을 2%와 5%로 달리 하여, 1일 2회씩 2년

간 도포, 어느 것이 더 효과가 뛰어난지를 관찰했다.

결 과

• 2%액을 1일 2회 도포했을 때 : 남성들인 경우에는 30 ~ 35%에서 중등도 내지 짙은 색의 모발이 성장하는 것을 관찰할 수 있었고, 여성들인 경우에는 63%에서 경미하거나 중등도의 모발이 성장하는 것이 관찰되었다. 이로써 남성형 탈모증 치료에 있어서는 여성들에게서 더 높은 효과가 나타난다는 사실을 알 수 있다.

• 2%액과 5%액의 도포에 따른 차이 : 각각을 1일 2회씩 2년간 도포한 결과, 5%액이 효과가 더 뛰어나다는 사실이 밝혀졌다. 이 실험 결과로 인해 5%액도 1997년에 미국 FDA의 승인을 얻었다.

그 외 실험을 통해 밝혀진 사항들

• 모발의 질량은 치료를 시작한 첫 20주 동안에 가장 현저하게 증가하였으며, 그 이후 2년간은 증가가 멈추고 탈모가 안정되는 상태만 유지되다가, 대조군 7% 정도에서 모발의 수가 다시 감소하는 것이 관찰되었다.

• 솜털(연모, 0.5~2cm 정도의 짧고 가늘면서 연한 색을 띤 모발)이 많은 탈모일수록 치료 반응이 좋았다.

• 미녹시딜은 건조한 두피에 직접 도포하는 것이 좋으며 모발에 닿는 것은 비경제적이었다.

• 치료 효과를 기대하려면 적어도 1년 이상은 사용하는 것이 좋다.

• 조기에 발생하여 진행 정도가 경미한 환자인 경우에는 1년 정도의 치료만 하더라도 탈모가 안정되는 것을 느끼게 된다. 따라서 미녹시딜 치료를 통해 모발이 벗겨진 두피를 가릴 만큼 자라기를 기대한다면, 가느다란 모발이 아직 남아있는 환자들이 시행하는 것이 좋다. 완전히 탈모가 이루어진 환자들에게서는 만족할 만한 결과를 얻기가 어려웠기 때문이다.

부작용

• 두피 건조, 소양감, 홍반 등의 두피 자극 증상이 나타날 수 있다. 주로 프로필렌 글리콜 또는 액상 기제 때문이며, 2%액 사용 시 약 7%에서, 5%액을 사용했을 때는 좀더 많은 대조군에서 발생했다.

• 알레르기성 접촉 피부염이 발생할 수 있다.

• 안면부 다모증이 나타날 수 있다. 이는 약물이 흘러내렸거나 전신에 흡수되었을 경우 얼굴이나 기타 부위의 털이 많아지는 경우를 가리킨다. 주로 이마, 광대뼈, 얼굴의 측면에 털이 난다. 그러나 사용을 중단하면 털이 사라진다. 그렇지 않고 1년 이상 계속 사용하면 털이 삼소하거나 소실되기도 한다.

3) 미녹시딜 치료의 한계

미녹시딜이 모발을 어떻게 해서 다시 자라게 만드는 지에 대한 기전(機轉, mechanism)은 아직까지도 속시원히 밝혀지지가 않았다.

다만, 미녹시딜을 바르면 그 부위의 혈관이 확장되면서 혈류량을 증가시킨다는 것과 면역 조정 기능이 생기면서 모낭의 표피세포의 증식을 촉진시킨다는 등의 가설이 제시되었을 뿐이다.

즉 정확하지는 않지만 미녹시딜이 호르몬에는 영향을 끼치지 않는 것으로 볼 수 있는 것이다. 만일 이 약을 발랐을 경우 탈모를 유발하는 남성 호르몬에 어떤 영향을 끼쳤다고 하면 그에 따른 부작용이 있었을 텐데, 아직까지 그런 부작용이 나타났다는 보고는 이루어지지 않았기 때문이다.

이 말은 바꾸어 말하면, 이 약의 치료 효과가 그리 뛰어나지 않는다는 것을 의미하기도 한다. 탈모를 근본적으로 치료하기 위해서는 남성 호르몬에 대한 모종의 영향력을 행사하지 않을 수가 없다. 다 알다시피 탈모의 원인 제공을 남성 호르몬이 하기 때문이다. 그런데 아직까지 밝혀진 바로는 미녹시딜이 호르몬에는 영향을 끼치지 않는 것으로 나타났다.

이러한 사실은 앞의 실험결과에서도 확인할 수 있다. 이 약을 사용하면 어느 정도의 탈모 정지 효과를 느끼게 되고, 일부에서는 솜털 정도가 나는 수준이었다고 할 뿐, 미용적으로 의미 있는 굵은 모발이 나왔다고 보고된 적은 없었다. 모발이 자라는 것을 경험한 사람들도 완전 탈모가 이루어진 사람들이 아니라, 어느 정도 모발이 남아 있는, 즉 아주 경미한 수준의 탈모 환자들이었다.

그런데 이것은 미녹시딜 자체의 문제점이라기보다는 바르는 약의 한계라고 볼 수 있다. 남성 호르몬에 영향을 미치려면 상당히 많은 양을 수시로 발라야 하는데 사실상 그러기가 쉽지 않다. 그런

면에서 '남성형 탈모증'를 치료하는데 바르는 약은 한계가 있을 수밖에 없다.

거기에 덧붙여, 약물요법으로 효과를 보려면 그 약물을 오랜 기간 사용해야 할 결심을 단단히 해야 한다. 어떤 종류의 약이든, 약물의 치료 효과는 장기간이 경과되어야 나타나기 때문이다. 그리고 어떤 종류의 약이든, 사용하다가 중단하였을 경우에는 또다시 탈모가 일어나는 확률이 높다.

그렇기 때문에 바르는 발모제 미녹시딜로부터 강한 효과를 보기 위해서는 일단 '상당히 많은 양을 하루에도 수시로' 바르는 일을 장기간 해야 한다. 아니, 평생을 해야 하는 것이다. 경제적으로든, 개인의 노력 측면에서든 그게 과연 쉬운 일인가.

따라서 이 약은 탈모 정도가 '아주 약한' 환자가 '발모' 보다는 '탈모의 속도가 떨어지는 것'을 기대하고 사용하는 것이 가장 현명하다고 할 수 있다.

먹는 발모제 - 프로페시아

1) 피나스테라이드와 프로페시아

미녹시딜이 처음에는 고혈압 치료제로 개발되었던 것처럼 이 약도 원래는 미국의 머크사에 의해 전립선 비대증 치료제로 개발되었다. 당시의 제품명은 '프로스카'. 그런데 이 약을 처방받아 복용하던 사람들 중에서도 부작용으로 머리카락이 새로 나는 경우가 있었다.

　　머크사도 마찬가지로 그 점에 착안하여 프로스카를 발모제로 개발하기 시작했다. 제약회사들이 발모제로서의 기미만 보이면 즉각적으로, 그리고 열광적으로 달려드는 이유는 그만큼 대머리 치료제 시장이 넓다는 사실을 반증한다.

　　그렇게 해서 탄생된 발모제가 프로페시아로서 1997년 하반기에 미국 식품의학국으로부터 남성형 탈모증 환자의 치료에 대한 약효와 안전성을 인정받게 되었다. 기존에 나와있던 미녹시딜 제제와 다른 점은 복용한다는 데 있다. 그래서 처음 이 약이 미국 FDA의 승인을 받았을 때 "사상 최초로 미국 FDA의 승인을 받은 먹는 발모제"라는 홍보가 요란했었다.

　　프로페시아의 주성분은 '피나스테라이드'다. 피나스테라이드는 테스토스테론이 '5알파-환원효소'에 의해 DHT로 전환되는 것을 억제하는 효과를 지니고 있다. 좀더 구체적으로 설명을 하자면, '5알파-환원효소'가 분비되는 것을 저해함으로써 DHT의 생성을 줄이고, 그에 의해서 탈모되는 현상을 억제하는 약제인 것이다. 한 마디로 피나스테라이드는 '5알파-환원효소' 저해제라고 할 수 있다.

　　따라서 이 약은 애초부터 미녹시딜 제제보다 더 강력한 효과를 발휘하게 되어 있다. 미녹시딜이 남성 호르몬을 억제한다는 사실은 밝혀진 바가 없지만, 이 '피나스테라이드'는 이미 '5알파-환원효소' 분비의 저해를 통해 고농도 남성 호르몬인 DHT가 생성되는 것을 억제한다는 기전이 밝혀진 상태다. 즉 탈모의 근본 원인에 간섭하기 때문에 이 피나스테라이드의 치료 효과가 훨씬 높은 것이다.

더군다나 이것은 바르지 않고 먹는 약제이기 때문에 더더욱 치료효과가 높을 수밖에 없다.

프로페시아는 바로 이 피나스테라이드 1mg으로 이루어진 약제의 상품명이다. 바르는 발모제의 주성분이 미녹시딜이고, 미녹시딜을 함유하여 출시된 제품명이 '로게인'이었다면, 먹는 발모제의 주성분은 피나스테라이드이고, 피나스테라이드를 함유하여 출시된 제품명이 '프로페시아'라고 정리할 수 있다.

그렇다면 전립선 비대증 치료제로서 대머리 치료에도 효과가 있었던, 그리하여 프로페시아 개발을 착안하게 만든 '프로스카'와 '프로페시아'의 차이는 무엇일까? 단적으로 말하면, 거의 똑같은 약이라고 할 수 있다.

주성분도 둘 다 피나스테라이드이고 남성 호르몬 생성을 억제하는 효과를 나타낸다. 다만, 프로스카는 애초에 '전립선 비대증 치료제'로 출시되었기 때문에 계속 전립선 비대증 치료제로 판매가 되고, 프로페시아는 '대머리 치료제'로 출시되었기 때문에 대머리 치료제로 판매가 되는 것뿐이다. 그런데도 가격은 프로페시아가 훨씬 비싸다. 프로페시아에 대한 특허권이 2002년까지 머크사에 귀속되었기 때문에 그 전까지는 가격이 내릴 가능성이 보이지 않는다.

그러면 간단하게 프로페시아 대신 프로스카를 사용하면 되지 않을까, 가격도 싸다니 말이다.

하지만 그것은 함부로 결정할 수가 없는 문제다. 피나스테로이드 양은 오히려 프로스카에 더 많이 함유되어 있는데, 프로스카가 값이 싸기 때문에 프로페시아 대신 프로스카를 사서 복용을 하게 된다면 필요 이상으로 남성 호르몬의 생성을 억제해 버릴 가능성이 있기 때문이다. 그렇게 되면 심각한 발기불능과 성욕감퇴 등 원래보다 더 심한 부작용을 초래할 수도 있다.

이에 비해 프로페시아는 대머리 치료에 적절하다고 판단되는 양이 함유되어 있다. 그런데도 발기불능이나 사정량 감소 등의 부작용이 나타나는 경우가 있다. 따라서 대머리 치료를 위해 프로스카를 복용한다면 나누어서 복용해야 하는데, 적정량의 피나스테로이드가 포함되는 양으로 나누는 것이 결코 쉽지는 않다.

그러므로 환자들이 함부로 프로스카를 복용하는 일은 금해야 한다. 프로페시아를 복용하더라도 반드시 의사의 진단 아래, 부작용 여부를 철저히 조사한 다음 복용해야 한다. 여성과 어린이인 경우에는 안정성 여부가 검증되지 않았기 때문에 더더욱 복용을 조심해야 한다.

그 중에서도 임산부나 임신 가능성이 있는 여성은 복용시 남성 호르몬이 억제되어 기형아가 된 아기를 출산할 가능성이 있기 때문에 절대 복용해서도 안 되고, 만져서도 안 된다는 사실을 꼭 기억해야 한다.

2) 치료 효과

다음은 1997년 하반기에 미국 FDA가 프로페시아 승인을 앞두고 임상실험을 한 내용이다. 이것을 통해 프로페시아의 치료 효과에 대해 구체적으로 알아보도록 하자.

실험 대상과 방법

앞이마와 정수리 부위에 경도 내지는 중등도의 탈모가 있는 18~41세 남성(완전 탈모 제외)을 대상으로 최고 2년간 매일 피나스테라이드 1mg, 즉 프로페시아 한 알을 복용하도록 했다.

실험 결과

• 83% 머리숱 유지

2년간 프로페시아를 복용한 남성의 83%에서 정수리 부위의 머리숱이 그대로 유지되거나 증가되었다. 초기 효과인 탈모 속도가 느려지는 현상(덜 빠지는 것 같다)은 환자 자신의 평가에 의하면 복용 후 3개월쯤에 나타났다.

• 63% 모발 재성장

프로페시아를 복용한 남성의 66%에서 정수리 부위 모발의 뚜렷한 재성장이 임상사진 평가에 의해 나타났다. 연구자들은 환자의 80%가 개선된 것으로 평가했다.

• 2% 부작용

투약 12개월째 정도에서, 약 2%가 정력감퇴, 발기부전, 사정량 감소 등의 부작용이 있다고 답변했고, 성생활에 있어서는 특별한 문제가 없다고 대답했다. 부작용이 있는 경우에도 약을 중단하면 회복되는 것으로 나타났다.

실험내용을 종합해 보면, 이제까지의 어떤 치료제보다 프로페시아의 치료효과가 뛰어나다는 사실을 알 수 있다. 부작용으로는 남성 호르몬을 억제하는 약제이기 때문에 주로 발기부전과 성욕감퇴와 같은 사항이 엿보였는데, 그 또한 비율이 적었다.

그러나 아무리 일부만 부작용을 나타냈다 하더라도, 그 일부 속에 자신이 포함될 가능성은 항상 있는 것이기 때문에 복용 전에 그에 대한 검사를 철저히 해야 한다.

3) 주의사항

• 임산부 복용 금지

앞에서도 얘기했듯이, 임신중이거나 임신 가능성이 있는 여성은 절대 프로페시아(피나스테라이드 제제)를 복용해서는 안 된다. 만약 그런 여성이 복용하게 된다면 남자 태아의 외부 생식기 이상을 초래할 수 있다. 약을 복용하는 중에 임신이 되어도 마찬가지로 그런 위험성이 나타날 수 있다.

임신중인 암컷 쥐에게 저용량의 피나스테라이드를 투여한 결과, 그 쥐에서 태어난 수컷 쥐의 생식기 이상이 관찰되었던 것이다.

뿐만 아니라, 임산부 및 임신 가능성이 있는 여성은 이 약을 만지는 것 자체도 피하는 것이 좋다. 만일 그런 여성들이 이 약제를 부수거나 분말로 만드는 작업을 할 경우 모르는 사이에 흡수할 수도 있기 때문에 복용한 경우와 똑같이 남자 태아에게 좋지 않은 영향을 미치게 된다.

더군다나 어린이와 여성에게는 이 약의 안정성이 검증되지 않았기 때문에, 여성인 경우에는 임산부든 아니든 간에 무조건 복용을 하지 않는 것이 좋다.

그러나 이 약을 복용하는 남성의 정액은 태아에게 영향을 미치지 않으므로, 피나스테라이드 제제를 복용하는 남성과의 성관계에서는 굳이 피임을 하지 않아도 된다.

• 전립선과 간

우선은 전립선 검사를 해야 한다. 또한 피나스테라이드는 대부분 간에서 대사가 이루어지기 때문에 간기능 이상자에 있어서는 주의를 요한다.

• 높은 효과를 내려면

일반적으로 3~6개월 이상 계속 복용해야 약물 효과가 관찰될 수 있다. 좋은 효과가 지속되기 위해서는 계속적으로 사용하기를 권한다. 거듭 강조하지만 약물요법은 장기간 시행해야 한다. 복용 중에는 효과가 있다 하더라도 복용을 중단하면 12개월 이내에 공염불이 되기 때문이다.

즉 새로 난 굵은 머리카락도 약의 복용을 중단하면 12개월 내에 다시 가늘어지면서 짧은 솜털로 바뀌게 된다. 이 약물은 탈모 유전자에 관여하여 원천적으로 대머리가 될 소인을 제거하는 것이 아니기 때문에 무엇보다 꾸준히 복용하는 게 중요하다.

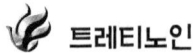 트레티노인

최적 이하 모발에 대한 성장 촉진 효과가 있다. 미녹시딜 제제와 병용시 좀더 짙은 모발 성장을 유도한다.

◐ 치료 효과

남성형 탈모증 환자에서 0.025% 트레티노인과 0.5% 미녹시딜 (분말형)을 1~2년간 병용 치료시 모발의 재성장이 관찰되었다. 미녹시딜과 트레티노인을 동시에 액상으로 도포할 경우에는 효과가 없으며 병용할 경우에는 미녹시딜액을 1일 2회, 트레티노인은 1일 1회 사용하고 사용 시간을 다르게 하여야 한다. 단독 사용하는 것보다는 병용 사용할 때 효과가 좀더 좋으나 주중에 사용량 이상 더 도포해 주는 것은 불필요할 것으로 생각된다.

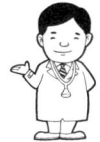

수술적 방법

현재 대머리 치료에 있어서 가장 만족스러운 효과를 기대할 수 있는 방법은 수술적 방법이다. 약물요법인 경우에는 부작용이 염려되기도 하고, 장기간 동안 지속해야 하는 번거로움도 있다. 뿐만 아니라 결정적으로 기대만큼 발모가 이루어지지 않는다는 단점이 있다.

대머리 환자들인 경우에는 사람들의 눈길을 가장 많이 받는 부위, 즉 앞이마에 머리카락이 자라기를 바란다. 하지만 약물요법은 산불 때문에 초토화 된 산자락에 다시 생명의 싹이 움트듯이 훤하게 벗겨진 앞이마에 굵고 짙은 머리카락이 자라는 것을 이끌어내지 못한다. 탈모가 더 이상 진행되는 것을 억제하는 정도이다. 그것도 탈모 정도가 심한 중등도 이상의 환자들에게서는 거의 치료효과를 기대하기가 힘들다.

약품으로 치료할 수 있는 데에는 명백하게 한계가 있는 것이다. 따라서 자신이 원하는 부위에 머리카락이 자라는 것을 보고 싶으면 수술적 방법을 통해 치료하는 것이 훨씬 효과적이다.

대머리 치료를 위해 현재 시행되는 수술적 방법 가운데 가장 널리 이용되는 것은 모발 이식술이다. 모발 이식(移植), 말 그대로 모발을 옮겨 심는 걸 뜻한다. 자신의 모발을 옮겨 심으면 내부 저항도 거의 없기 때문에, 기대했던 대로 앞이마나 정수리 부위에서 모발이 다시 자라는 감격을 맛볼 수가 있다.

아무리 심한 대머리라 하더라도 모발이 남아 있는 부위는 있다. DHT와 반응을 일으켜 탈모를 일으키는 대머리 유전인자 수용체는 주로 앞이마나 정수리 부위의 모낭에 집중적으로 분포해 있기 때문에 뒷머리나 옆머리는 대체로 남아있기 마련이다. 전두환 전 대통령을 보라. 앞이마부터 정수리까지 두피가 훤히 드러난 상태지만 머리 뒷부분에는 머리카락이 남아 있지 않던가.

모발 이식술은 바로 그렇게 남아 있는 모발을 탈모 부위에 옮겨 심는 것이다.

이전에는 수술 기술이 그다지 발달하지 못하여 많은 부작용을 동반하였으나 최근에는 수술방법의 발달로 인해 부작용에 대한 우려는 거의 없어졌다. 적용되는 범위도 대머리 치료에서부터 외음부나 눈썹 무모증의 치료 등 탈모가 일어나는 모든 부위에 걸친다.

따라서 단순한 탈모 억제가 아니라 좀더 적극적인 탈모 치료를 받고자 하는 사람이라면 진지하게 모발 이식술을 고려해볼 만하다.

🔥 수술 방법의 변천

모발 이식술은 모발이 남아있는 부위의 두피를 잘라서 탈모 부위에다 덮어주는 '피부 절편 수술'에서 출발하여 자가모를 모낭 단위로 이식하는 오늘날의 미세 이식술에 이르기까지 많은 발전을 거듭해왔다.

초기에 이용되던 '피부 절편 수술'은 한꺼번에 많은 부분을 치료할 수 있다는 장점이 있었지만, 조직이나 세포가 죽어서 그 기능을 잃거나 모발 방향이 자연스러운 흐름을 타지 못하는 등 단점도 그에 못지 않았다. 또한 종합병원 이상의 규모에서 시술을 받아야 하고 전신마취를 해야 하는 등의 번거로움도 있었다.

이와 함께 모발 이식술이 시행되던 초창기에 많이 사용되던 방법 중의 하나가 '펀치 이식술'이다. 이 방법은 말 그대로 머리 뒷부분의 모발을 둥근 펀치나 네모난 펀치로 찍어내서 탈모된 부위에 옮겨 심는 방법이다.

이 방법으로 시술했을 때도 마찬가지로 자연스러운 형태가 도출되지 못했다. 이식된 모발은 듬성듬성하게 심어졌을 뿐만 아니라 이식된 부위 또한 울퉁불퉁하게 표시가 났던 것이다.

그 후로는 '두피 축소술'이 많이 사용되었다. 두피 축소술이란 탈모 부위를 제거하거나 줄이는 방법이다. 그러면 탈모 부위가 없어져서 탈모가 일어나지 않았던 것처럼 보인다. 그러나 최근에는 불가피하게 두피를 줄여야 하는 상황이 아니라면 잘 사용하지 않는다. 가령, 화상으로 인한 흉터를 교정해야 하는 경우에는 이 방법이 효과적이다. 흉터 부위를 제거하거나 축소함으로써 흉터를 없앨 수 있기 때문이다. 그러나 모낭 단위의 미세 이식술이 개발된 지금에는 대머리 치료법으로 사용하지는 않는다.

🔥 모낭 단위 미세 이식술

외과적 수술의 공통적인 과제는 수술한 흔적을 최소화하면서 치료 효과는 최대로 거두는 것이다. 탈모를 치료하는 수술도 마찬가지이다. 아니, 탈모 치료는 원래부터가 '미용적 효과'를 목적으로 한다고 볼 수 있기 때문에 그런 문제에 더욱 민감하게 반응할 수밖에 없다.

이제까지 개발된 모발 이식술 가운데 '미용적 효과'를 가장 만족스럽게 충족시켜 주는 방법은 바로 자기 모발을 모낭 단위로 옮겨 심는 '미세 이식술'이다. 탈모 환자들을 심리적으로 위축시켜서 사회생활을 하는 데에도 지장을 받게 만드는 요인은 대머리가 '미용적'으로 안 좋다는 사실이었다. 따지고 보면, 대머리 환자들이 타인들로부터 호감을 사지 못하는 결정적인 이유가 바로 그것이 아니겠는가.

그러므로 이 '모낭 단위 미세 이식술'은 탈모 치료의 1차적 목표를 비교적 성공적으로 달성해 준다. 또한 이 수술 방법은 시간이 많이 걸리고 여러 번 시술해야 하는 단점이 있긴 하지만, 모낭 단위로 이식함으로써 모발의 재생을 보다 효과적으로 도모할 수 있다.

이런 까닭으로 이 수술 방법이 지금까지 개발된 모발 이식술

중에서 가장 만족스러운 결과를 보장한다.

자 그럼, 이러한 '모낭 단위 미세 이식술'에 대해 하나하나씩 알아보도록 하자.

1) 모낭 단위 미세 이식술의 원리

모낭은 다른 부위로 옮겨지더라도 별 탈 없이 생존해 나가는 특성을 지니고 있다. 가령, 뒷머리 부위에서 활발한 활동을 하고 있던 모낭이라면 정수리 부위로 옮겨지더라도 잘 살아낸다는 말이다.

이러한 사실은 대머리의 특성을 연구하는 과정에서 발견할 수 있었다. 거듭 말하는 것이지만, 아무리 대머리가 심하게 진행되는 경우라 하더라도 머리의 측두부와 후두부위의 모발은 탈모가 되지 않는다. 이 현상에 흥미를 가진 의사들이 연구를 거듭한 결과, 탈모가 일어나지 않는 모낭 개개들은 DHT 호르몬에 대한 수용체를 나타내지 않거나 극히 제한적으로 나타낸다는 사실을 밝혀냈다. 즉 유전적으로 탈모가 일어나는 모낭들은 DHT 호르몬 수용체를 표현하고 이런 표현 때문에 DHT의 영향을 직접 받아 탈모가 일어나지만 탈모가 일어나지 않는 모낭들은 유전적으로 DHT 호르몬 수용체의 표현을 하지 않는다는 것이다.

이와 같은 연구 결과는 남성형 탈모 증세를 보이는 남성의 측두부나 후두부위의 모발을, 탈모가 일어난 앞이나 중간 부위에 이식을 한다면 어떨까 하는 궁금증으로 발전되었다. 그래서 그렇게 이식을 실행하였더니, 자기 자신의 모발이므로 거부 반응을 일으키지 않으며, 더 중요한 사실은 DHT 호르몬에 대한 수용체를 나타내지 않는 특성이 계속 유지된다는 것이었다. 즉 원래 탈모가 일어나지 않은 부위의 모발을 탈모가 일어난 부위로 옮겨 심더라도 탈모를 일으키지 않는 원래의 성질을 유지한다는 말이다.

모발 이식술은 바로 이러한 사실을 이론적 근거로 삼아 탄생한 이식술이다. 이는 대머리 치료에 획기적인 변화를 몰고와 이때부터 대머리 치료를 위해 자기 모발, 그러니까 '자가모'를 옮겨 심는 방법이 성행하게 되었다. 여기서 자기 모발이라고 하는 것은 구체적으로 '탈모 현상을 일으키지 않는 모낭'을 뜻한다. 말썽꾸러기 반에 모범생들을 투입함으로써 그 반의 분위기를 근본적으로 바꾸어놓는 것과 같은 이치이다.

그렇게 이식을 하되, 모낭을 단위로 해서 옮겨 심기 때문에 이 방법의 명칭을 '모낭 단위 미세 이식술'이라고 하는 것이다.

2) 모낭 단위 미세 이식술의 장점과 단점

모낭 단위의 모발 이식의 장점은 영구성에 있다. 노화나 다른 질환에 의한 탈모가 아니라면 일생 동안 남성형 탈모에 의한 탈모는 일어나지 않는다. 그러므로 이 방법을 통하면 대머리 걱정에서 벗어날 수 있다고 장담할 수가 있는 것이다.

그러나 이식에는 한계가 있을 수밖에 없다. 일단 공여부(모발이 남아 있는 부위)에서 뽑아낼 수 있는 모발이 숫자적으로 한계가 있으며, 단위 면적당 심을 수 있는 모낭의 밀도에도 한계가 있기 때문이다.

그럼에도 불구하고 최근의 이식 기술 발달로 인해 밀도 면에서는 완벽한 재현은 아니지만 자연스런 정도의 이식도 한 번에 가능하게 되었다. 즉 자연스러우면서도 최대한 '듬성듬성하게 심는 것'을 방지할 수 있다는 말이다. 그러므로 현재 모발 이식을 고려하는 사람들이라면 이 방법을 적극적으로 검토해 볼 필요가 있다.

특히 이 이식술은 앞이마 부위 탈모인 경우에 가장 큰 효과를 나타내므로, 앞이마가 벗겨져 고민인 사람들이라면 더더욱 그럴 필요가 있다.

3) 모낭 단위 미세 이식술을 시행하기 전에 고려해야 할 사항들

그런데 모낭 단위의 자가모 이식은 단순하게 기계적인 수술이 아니다. 이 수술이 성공적이려면 여러 가지 요인을 생각해야 하는데, 그 내용은 구체적으로 다음과 같다.

◗ 시술 대상자의 두피의 특성과 질환의 유무 정도를 잘 체크해야 한다

시술받을 사람의 두피가 너무 얇거나 질환이 있다면 이식의 성공률이 낮을 수밖에 없다. 비유를 하자면, 토양이 튼튼하지 않은 땅에 아무리 좋은 종자의 곡식을 심어봐도 제대로 자라기가 힘들다는 것과 같다. 또한 두피의 성격이 심한 지성인 경우나 모낭염 등의 염증이 심한 경우에도 성공할 확률이 낮아진다. 한마디로 일정한 수준의 건강함이 보장된 두피라야 성공률이 높아지는 것이기 때문에 사전에 이를 잘 체크해야 한다는 것이다.

그리고 모발이 남아있는 측두나 후두부의 모발의 밀도가 매우 적은 경우에는 수술을 할 수 있는 한계점이 뚜렷하다. 그런 경우라면 원래 적은 수의 모발을 나눠 심는 것이 되므로 모발을 뽑은 곳이나 옮겨 심은 부위 모두 미용적으로 그렇게 훌륭한 효과를 나타내기가 힘든 것이다.

이와 함께 수술하기 전 당뇨, 고혈압, 약물 복용 등의 여부와 국소 마취제에 대한 부작용 여부, 피부가 과하게 아무는 켈로이드 체질인가에 대한 사전 검사도 이루어져야 한다.

◐ 시술 후 결과에 대한 기대치를 사전에 조율해야 한다

모든 미용적인 수술의 공통사항이지만 시술 대상자는 그 결과에 대해 커다란 기대를 갖게 마련이다. 성형 수술을 받는 경우에도 그렇고 탈모 치료를 위한 수술을 받을 때도 그렇다. 대부분의 사람들이 수술을 받은 다음에는 자신이 원하는 상태로 바뀌어 있을 것이라고 상상하며 가슴을 설레곤 한다(물론 한편으로는 두려움도 느끼겠지만).

이렇게 결과에 대한 기대치가 너무 크게 되면 결과에 대해 만족감이 떨어질 수 있다. 수술은 분명 성공적인데도 불구하고 자기가 생각한 '이상적인 형태'와 거리가 있을 수도 있기 때문에 크나큰 실망을 하는 것이다.

그러므로 수술에 들어가기에 앞서 시술자는 그에 대해 충분히 설명을 해주고, 시술을 받을 대상자의 이해를 이끌어내는 게 중요하다. 그래서 자신의 탈모 상태를 어느 정도 받아들이게 만든 다음, 수술은 아무리 뛰어난 것이라 해도 탈모가 이루어지기 전의 상태로 완벽하게 되돌려놓을 수 있는 것이 아니라, 그 탈모의 정도를 완화시켜 주는 것뿐임을 인지시켜야 한다.

◐ 시술자의 능력을 잘 따져보아야 한다

모든 수술에 해당되는 말이겠지만, 이식을 받을 때 대상자는 시술할 의사가 어느 정도의 경험이 있는지, 의학적 지식은 어느만큼 되는지를 체크해 보아야 한다. 뿐만 아니라 이 수술은 미용적인 수술이기 때문에 이식을 디자인할 수 있는 예술적 감각에 대해서도 따져 보아야 한다.

그리고 모발에 대한 수술인 만큼 당연하게도 모낭 단위의 해부학적 지식, 자연스런 모발의 성장 방향에 대한 감각 등을 체크해야 할 것이고, 아울러 이식 맨 앞부위에 형성되는 이행부위의 미용적 의의와 시술 능력 등도 점검해야 할 것이다.

◑ 자신의 모발의 특성에 따라 그 배려가 다르다는 것을 알아야 한다

• 굵고 거친 모발 – 적은 수로도 밀도를 높일 수 있지만 미용적으로 자연스럽게 하기가 쉽지 않음.

• 가늘고 부드러운 모발 – 밀도를 높이려면 많은 수가 필요하지만 미용적으로 자연스럽게 재현하기가 용이함.

• 곱슬인 모발 – 가장 이상적인 결과를 보임. 밀도와 자연스러움이 뛰어남.

○ 기 타

수술 도구의 장단점에 대해서도 대략적으로나마 사전에 알고 있는 것이 좋으며, 담당 의사뿐 아니라 수술 도우미들의 의학적 상식 정도와 성실성, 팀워크의 정도, 작업의 속도와 정확성 등도 체크해 보는 것이 좋다. 그리고 시술자와 시술팀은 어느 정도의 모낭을 이식할 수 있는지, 그 이식 가능한 모낭수에 대해서도 사전에 알고 있는 게 좋다.

그러므로 이식을 고려하는 사람이라면 이의 사항에 대해 사전에 충분히 탐사를 하는 것이 중요하다. 그 중에서 반드시 기억해야 할 것은, 광고를 많이 하고 매스컴에 많이 나오는 것이 꼭 좋은 시술자의 조건은 아니라는 사실이다.

4) 모낭 단위 미세 이식술의 과정

○ 상담관계

이식을 담당할 의사와 상담할 때 다음과 같은 내용에 대해 충분히 대화를 나눠야 한다.

• 두피의 특징(모발 밀도, 모발의 특성, 두피의 유연성, 두피의 질환 유무), 과거 병력, 약물 복용 여부, 과거의 수술 병력 등.
• 시행하는 부위에 구체적으로 몇 개의 모낭 단위가 어떤 디자인으로 시행될 것인가.

• 이식 과정과 수술 후 나타날 수 있는 부작용.

◎ 시술과정

모낭 단위 이식은 시간이 걸리는 수술이고 의사뿐 아니라 수술 도우미들이 많이 관여하는 수술이다. 이 수술은 부분마취로 시행되며 입원이 필요없는 수술이다. 자세한 과정은 다음과 같다.

① 이식하고자 하는 양을 공여부에서 정확한 크기로 잘라낸 다음, 공여부는 봉합하고 절편은 0 ~ 4℃ 정도의 조직 유지 용액에 보관한다. 예를 들면, 후두부에서 모낭을 얻을 거라면 후두부의 두피를 일단 정확한 크기로 잘라낸 다음 후두부는 봉합하고 그 잘라낸 절편은 조직 유지 용액에 보관한다.

② 얻은 절편은 확대경이나 현미경하에서 해부학적으로 모낭 단위로 하나씩 분리한다. 이 경우 조직 보존이나 손상에 대해 많은 조심을 해야 한다.

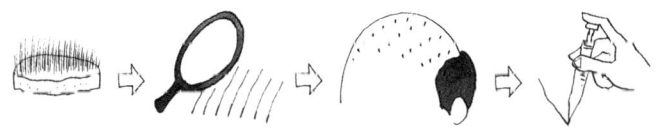

| 후두부의 두피를 정확한 크기로 잘라낸다. | 모낭 단위로 하나씩 분리한다. | 이식할 부위에 홈을 만든다. | 홈에 이식한 모낭을 조직 손상없이 심는다. |

【자가 모발 이식 수술 과정】

③ 수술 전 상담했던 부위에 이식하고자 하는 숫자만큼 작은 수술 기구로 홈을 만든다. 예를 들어 앞이마 부위에 이식할 거라면 앞이마에 홈을 만들거나 모낭 이식기로 직접 시술한다.

④ 홈이 생긴 부위에 이식할 모낭 단위를 조직 손상이 없고 자연스러운 방향으로 심는다.

⑤ 이식이 끝나면 붕대로 감고 하루나 이틀 정도 있다가 풀어 준다.

⑥ 두피 세척은 이식 후 3일이나 4일부터 가능하다.

⑦ 약 10일 정도 지난 뒤 공여부의 실을 제거한다.

❂ 이식된 모발의 경과

이식된 모발들이 짧은 시간에 새로 자라는 것이 아니라, 일단 탈모 현상부터 보인다. 이런 현상을 '쇼크 폴 아웃(shock fall-out)' 현상이라고 하는데, 말 그대로 모발이 이식을 당하는 과정에서 '쇼크'를 받아 일시적으로 '폴 아웃', 빠져버린다는 뜻이다. 사람의 경우라면 외국에 갔을 때 처음에 향수병으로 고생하는 것과 마찬가지이다.

이 현상은 이식 후 빠르면 3주부터 시작하여 3개월 이내에 일어나며, 이식된 모발의 약 80% 정도가 그렇게 된다. 또한 경우에 따라서는 이식된 모발 뿐만 아니라 근처의 정상적인 모발에서도 일어나는 것을 볼 수 있다.

하지만 이런 탈모는 일시적인 현상이기 때문에 약 한 달 반에서 두 달 이내에 사라지게 되고, 이식된 모발은 이 시기를 경과하면 다시 정상적인 성장기 주기로 돌아온다.

결과적으로, 이식된 모발의 성장은 이식 후 최소한 3~4개월이 지나야 볼 수 있다는 것이다. 뿐만 아니라 드문 경우에는 8개월 이상이 되어야 성장하는 경우도 있다는 점을 알아야 한다. 그리고 성장한다고 해도 모발의 성장 행태는 다 다르기 때문에, 몇 주마다 갑자기 성장하는 경우도 많이 있다.

그런데 한번 이식을 받은 후 또 받을 수 있을까? 물론 가능하다. 단, 첫 번째 이식을 받은 후 대체로 6개월 이상이 지난 다음 시행하는 것이 이상적이다. 어쨌든 두피와 모발에게는 수술도 충격이므로, 될 수 있으면 시간적 거리를 두어야 충격을 덜 수 있기 때문이다.

5) 눈썹, 수염, 음모 이식

머리카락뿐만 아니라 눈썹이나 수염, 그리고 음모도 '모낭 단위 미세 이식술'을 통해 치료가 가능할까? 이에 대한 대답은 당연히, 물론이다! 예전에는 눈썹이나 수염이 없으면 '내시 같다'는 놀림을 받으면서도 속수무책일 수밖에 없었다. 음모가 없는 경우도 남몰래 조바심을 내며 혼자 묘한 콤플렉스에 시달려야 했다.

그러나 지금은 이 수술 방법으로 치료가 가능하기 때문에 더 이상 애를 태울 필요가 없다.

◑ 눈썹 이식
우리 몸에는 눈썹과 같이 짧으면서도 굵은 털이 난 부위가 없기 때문에 머리카락을 주로 이식한다.

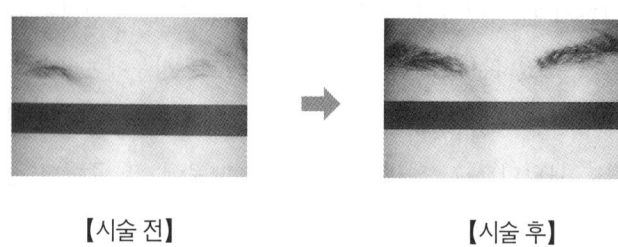

【시술 전】 　　　　　 【시술 후】

일반적으로 눈썹 이식에 필요한 머리카락은 한쪽 눈썹에 300개 정도다. 대머리 치료와 달리 한 번에 치료가 가능하며, 눈썹을 한 방향으로 가지런히 정돈하는 게 가장 중요하다. 그렇기 때문에 대머리 치료와 방법은 같지만 모낭을 하나씩 한 방향으로 가지런히 정리하면서 심어주는, 매우 정교한 기술이 요구된다.

대개 머리카락 가운데서도 가장 얇은 것을 뽑아 이식한다. 단, 머리카락을 옮겨 심은 것이기 때문에 계속 잘라내지 않으면 머리카락처럼 길게 자라는 부담이 있다.

◐ 수염 이식

수염은 남성적 권위를 상징한다. 천하를 호령한 영웅호걸들은 하나같이 긴 수염자락을 휘날리며 세상을 자기 손아귀에 넣었다. 그래서 옛날에는 대부분의 남성들이 수염을 기르고 다녔고, 수염 깎는 것을 형벌이나 모욕으로 여기기도 했다.

하지만 근래에 들어와 사정은 많이 달라졌다. 깔끔한 면도가 남성들에게 필수요소가 되었으며, 오히려 면도을 안 해서 지저분해진 턱은 게으름과 무능력, 실패를 상징하는 것이 되었다. 영화 속에서 인생에 실패한 캐릭터는 늘 면도 안 한 모습으로 그려진다.

그래서 현대사회의 부지런한 사람들은, 자신의 인생을 성공이라는 성채 속에 안착시키기 위해 아침 일찍 일어나 면도를 깔끔히 한 채 출근한다. 간밤에 만취하도록 술을 먹고 아침에 겨우 일어나 수염도 깎지 못한 채 허겁지겁 택시를 잡아타고 출근하는 사람은 애시당초 '성공'이라는 낱말과 거리가 멀다. 우리는 그런 사회에 살고 있다.

개인적으로 나는, '수염'하면 이현주라는 털보 목사가 떠오른다. 번역과 저술활동을 열심히 하는 목사인데, 어느 글에선가 이런 고백을 읽은 기억이 난다.

그도 처음에는 매일 아침마다 열심히 면도를 했었단다. 그런데 어느 날 아침 면도를 하다가 문득 자신이 끝나지 않을 싸움을 하고 있다는 생각이 들었다고 한다. 수염이란 원래 자라도록 생겨먹은 건데 자신은 매일 그걸 자라지 못하게 짓누르고 있으니, 평생을 가도 끝나지 않을 싸움이라는 것이었다. 그래서 그때부터 그냥 수염을 '방치'해두고 깎지 않았다나.

아무튼 현대에 이르러서는 이현주 목사처럼 개인적인 '철학'에 따라 자연스럽게 기르는 사람도 있지만, 깔끔하게 깎는 것이 대세로 자리잡았다. 그렇기 때문에 옛날처럼 수염이 적다고 고민하거나 이식수술을 받으려는 사람이 많지 않다. 오히려 수염이 무성하거나 구레나룻이 심한 경우 영구적으로 제거하는 경우가 더 많아졌다. 그러나 수염 부위에 있는 흉터나 언청이 자국 같은 것은 모발 이식 수술을 통해 감출 수 있다.

◑ 음모 이식

음모는 성관계 때 피부의 마찰을 줄여주고 성적 유인물질을 발산하는 것으로 알려져 있다. 여성의 경우 이러한 음모는 대략 초경을 맞는 12~13세부터 나기 시작해 사춘기가 지나는 17~18세 때 거의 다 자란다.

그런데 남성 호르몬 분비에 문제가 있는 사람은 음모가 자라지 않기도 한다. 바로 외음부 무모증인 경우인데, 거의 대부분 여성에게서만 나타나며 유전적 성격이 강하다.

실제 음모가 없다고 해서 현실 생활에서 문제가 발생하지는 않는다. 성관계에서도 전혀 하자가 없다. 다만 통속적인 관념상 부정적으로 여겨질 뿐이다.

무모증을 치료하는 방법도 대머리 치료나 수염 이식처럼 머리카락을 이식한다. 대략 500~1000개 정도의 머리털을 옮겨 심으면 시각적인 효과를 거둘 수가 있다.

이식 수술을 할 때는 사전에 의사와 환자가 상담을 통해 음모의 모양을 디자인하게 된다. 보통은 역삼각형 모양을 취한다. 일단 이식한 털은 한 번 빠진 후 4개월 정도가 되면 다시 자라서 '비너스의 언덕'을 덮어준다.

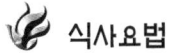 **식사요법**

• 동물성 지방을 피하라

음식은 호르몬 분비에 영향을 미친다. 따라서 탈모 환자들인 경우에는 남성 호르몬 분비를 촉진시키는 음식을 자제하고, 모발의 건강을 보장해 주는 음식을 많이 섭취해야 한다.

남성 호르몬의 분비를 촉진시키는 대표적인 것으로는 동물성 지방을 들 수 있다. 백인 남성들이 황인 남성들보다 대머리 증상을 많이 보이는 이유도 어쩌면 서양의 식습관이 육류 중심이라는 것과 관련이 있을지도 모른다. 육류는 동물성 지방의 공장이나 마찬가지 이므로 남성 호르몬이 더 활발히 분비되기 때문이다.

그러므로 탈모 환자들인 경우에는 동물성기름의 포화 지방산 대신 식물성 기름류의 불포화 지방산을 섭취하는 것이 좋다. 즉 참기름, 올리브 기름, 낙화생 기름 등을 통해 불포화 지방산을 섭취하고 채식 위주의 식단을 지켜나간다면 탈모 억제에 많은 도움이 될 것이다.

• 단백질을 보충하라

모발의 주성분은 '케라틴'이라는 딱딱한 단백질이다. 나이에 관계없이 누구나 정상적인 모발을 생산하려면 적당한 양의 단백질을 섭취해야 한다.

일부 여성의 경우에는 다이어트를 한답시고 단백질을 제거하거나 아주 이상한 식생활을 하여 단백질 부족을 초래한다. 이럴 경우 우리 몸은 단백질을 비축하기 위하여 생장기에 있던 모발을 휴지기 상태로 보내게 된다. 그리하여 2~3개월 뒤에는 심한 탈모가 나타날 수 있으며 모발을 당겨보면 쉽게 뽑히게 된다.

이러한 탈모는 충분한 양의 단백질을 보충해 주면 회복될 수 있다. 그리고 평소 편식하지 않고 균형있는 식단을 통해 단백질을 충분히 공급해 주면 일상적인 모발의 건강에도 커다란 도움이 된다.

단백질이 많이 들어 있는 음식으로는 쌀이나 보리를 포함한 곡류와 콩, 육류(기름기를 제거한 것이라야 한다. 그래야 순수한 동물성 단백질을 얻을 수 있다), 달걀, 치즈 등을 들 수 있다.

• 비타민을 공급하라

비타민도 모발의 건강을 지켜주는 데 매우 중요한 역할을 한다.

그 중 비타민 A는 케라틴 형성에 도움을 주는데, 부족하면 모발이 건조해지고 윤기가 없어지면서 단단하게 위축된다. 심하면 모공 주위가 딱딱하게 일어나면서 탈모가 촉진되는 '모공각화증'이 생긴다. 따라서 비타민 A를 함유한 크림을 건성 두피나 비듬이 많은 사람에게 공급해 주면 좋다. 그러나 과하게 바르면 탈모가 일어나는 역효과를 볼 수도 있다.

비타민 A가 많이 들어 있는 식품에는 간, 장어, 난황, 녹황색 채소, 레몬 등이 있다.

이 외에도 비타민 D는 모발 재생 효과가 있고 비타민 E는 말초혈관을 넓혀 혈액순환을 돕는다. 비타민 B_2는 부족하면 두피와 모발의 신진대사가 나빠져 '미용 비타민'이라고도 불린다. 비타민 B_6는 부족하면 피지 분비가 촉진된다. 피지가 많이 분비되면 DHT가 많이 생성되어 탈모가 일어난다는 것은 이미 서술한 바가 있다.

비타민 C도 부족하면 비정상 모발이 생길 수 있다. 비타민 B 복합체는 흰머리를 예방한다는 주장이 있지만 아직 검증이 된 것은 아니다.

남성 호르몬은 그러나 단순하게 동물성 지방의 섭취로만 영향을 받는 것은 아니다. 음식 이외에도 여러 가지 약물치료를 받았을 때, 신경계의 영향을 받아서 정신적인 스트레스가 많을 때, 신체적으로 많은 피로가 몰려올 때도 분비가 증가된다.

더불어 다른 호르몬들의 영향도 받는데, 특히 남성 호르몬에 영향을 많이 주는 호르몬으로는 췌장에서 분비되는 인슐린이 대표적이다. 또한 몸의 모든 기본적인 기능을 조절하는 아이코사노이드(Eicosanoid) 계통의 호르몬들도 영향을 준다.

인슐린은 우리 몸 속의 당분의 혈중농도를 조절하는 중요한 호

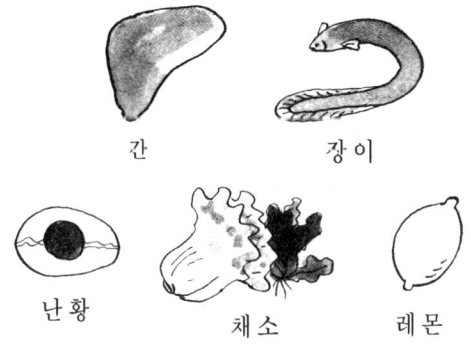

간   장어

난황   채소   레몬

【탈모 예방에 좋은 식품】

르몬이다. 이 호르몬에 문제가 생기면 당뇨가 생긴다는 것은 누구나 잘 알고 있을 것이다. 또한 인슐린은 호르몬의 기본 구성 성분 중 필수 지방산인 아라키돈산(Arachidonic Acid) 생성을 조절하는 기능도 한다. 이 아라키돈산은 남성 호르몬을 이루는 기본 구성 산으로, 그 생성을 조절하면 남성 호르몬의 생성을 조절할 수 있는 결과가 초래된다. 즉 '인슐린 → 아라키돈산 → 남성 호르몬'으로 영향을 주기 때문에 남성 호르몬이 인슐린의 영향을 받는다고 하는 것이다.

그리고 아이코사노이드 계통의 호르몬들은 우리 몸의 기본적인 기능을 관장하는 호르몬으로 모발의 구성 단백질인 케라틴의 생성을 조절하는 기능이 있다. 이 아이코사노이드 호르몬들도 아라키돈산의 생성과 비례하여 생성된다.

여기서 중요한 것이 인슐린인데, 인슐린은 체내 당의 혈중농도에 영향을 주기도 하지만 받기도 한다. 그러므로 간접적인 음식 조절로 인슐린 호르몬 작용을 조절할 수 있다. 즉 식사요법으로 체내 당의 혈중농도를 조절하면 인슐린의 혈중농도를 조절할 수 있고, 그렇게 되면 남성 호르몬의 생성도 어느 정도 조절할 수 있다는 말이다.

문제는 음식을 가지고 이런 호르몬을 약과 같이 정확하게 조절하기가 어렵다는 것인데, 반면에 약과 비교할 수 없는 장점이 있다. 바로 부작용이 없다는 점이다. 음식을 통해 인슐린이 너무 과도하거나 너무 낮지 않은 상태로 잡아놓을 수 있다면, 부작용 없이도 아라키돈산의 생성을 조절할 수 있고, 그걸 통해 남성 호르몬의 생성도 조절할 수가 있다.

그런데 음식으로 이런 균형을 잡는 게 가능할까? 쉽지는 않지만 가능하기는 하다. 식단의 비중에서 지방, 탄수화물, 단백질, 그리고 당분의 비율을 잘 조절하면 인슐린 분비, 아이코사노이드 호르몬의 분비를 균형있게 하여 남성 호르몬의 생성을 직·간접적으로 조절할 수 있다는 결론에 도달한다.

이러한 음식 조절 방법은 프로페시아 복용과 함께 하면 더 큰 효과를 가져온다. 왜냐하면 남성 호르몬인 테스토스테론의 생성 조절과 DHT 생성 조절을 함께 할 수 있기 때문에 탈모 예방 효과를 더욱 극대화할 수 있다.

제 6 장

모발 관리에 대하여

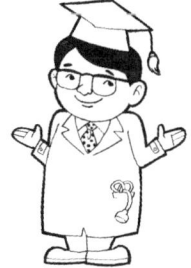

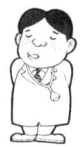

모발 관리에 대하여

 모든 일은 기초가 중요한 법이다.

브라질의 축구스타 호나우두가 제 아무리 축구 천재라 하더라도, 패스와 킥하는 법을 갈고 닦지 않았다면 현란한 드리블로 삼바축구의 진수를 보여주는 오늘날의 그를 볼 수 없었을지도 모른다.

송강호의 경우도 마찬가지다. 「반칙왕」이나 「공동경비구역 JSA」에서 보여준 그의 빛나는 연기는 연극무대에서 배고픔을 참아가며 기초를 연마했던 과거가 있었기에 가능한 것이었다.

그것뿐인가. 송강호와 함께 배우는 역시 얼굴보다 연기가 중요하다는 사실을 일깨우면서 최근의 한국영화 전성기를 이끌고 있는 「쉬리」의 최민식이나 「친구」의 유오성 모두 기초가 탄탄하기에 진정한 별이 될 수 있었다.

모발의 건강도 이와 마찬가지로 탄탄한 기초에서 출발한다. 평소에 모발 관리를 어떻게 하느냐에 따라 윤기와 탄력을 유지하면서 잘 안 빠지는 건강체질의 모발일 수도 있고 빗자루처럼 푸석푸석하면서 툭 하면 빠져버리는 허약체질의 모발일 수도 있다. 따라서 탈모 환자들은 더더욱 샴푸, 빗질, 헤어 스타일링 등 어느 것 하나 함부로 해서는 안 된다.

다음에서 '머리카락을 다루는 올바른 방법'에 대해 하나하나씩 알아보도록 하자.

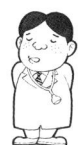

머리 감기

 며칠에 한 번 감는 것이 적당할까?

머리를 자주 감고 빗질을 자주 하는 것은 모발을 손상시켜 끊어지게 할 수 있다. 그러므로 특별히 피부과 의사의 지시를 받은 경우를 제외하고는 2~3일에 한 번 감아서 청결을 유지하는 것이 좋다.

어떤 사람들은 머리를 감을 때 머리카락이 빠지는 것을 우려하여 아예 머리를 감지 않는 경우도 있는데, 이것은 잘못된 상식을 적용하여 오히려 탈모를 유도하는 경우라고 할 수 있다. 머리를 빗거나 감을 때 머리카락이 빠지는 것은 자연스러운 현상이다. 휴지기에 접어든 모발이 빗질이나 샴푸 행위에 의해 탈모되는 것이다.

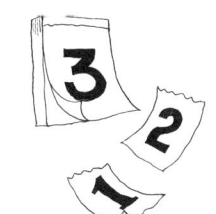

우리가 우려하는 탈모는 대머리가 되는

것인데, 대머리를 유발하는 탈모는 샴푸를 하는 정도로는 일어나지 않는다. 오히려 머리를 오랫동안 감지 않으면 두피에 피지 등의 노폐물이 쌓이게 되어 지루성 피부염이나 모낭염 등에 걸리게 된다. 그럼으로써 탈모가 더욱 촉진되는 것이다.

따라서 머리는 적어도 2~3일에 한 번은 감는 습관을 들여야 한다.

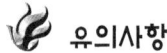 유의사항

• 샴푸를 하기 전 머리카락을 물에 충분히 적신다. 그래야 굳은 노폐물이 풀어져서 때가 잘 빠진다.
• 손바닥에서 충분히 샴푸 거품을 낸 뒤 마사지한다.
• 되도록 따뜻한 물로 감는 것이 좋다.
• 시간이 걸리더라도 깨끗이 헹구어야 머리카락이 상하지 않는다.
• 석유화학 제품의 샴푸보다는 식물성의 고품질 샴푸를 사용하는 것이 좋다.

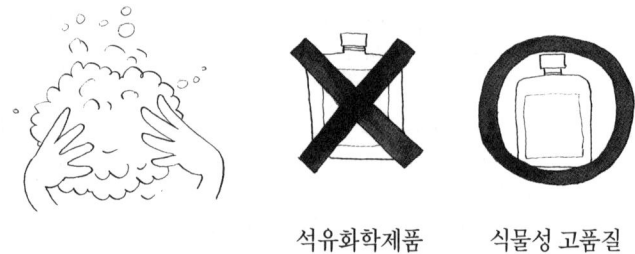

석유화학제품   식물성 고품질

🔥 샴푸, 린스, 컨디셔너, 트리트먼트

• 지성 피부 : 두피에 기름기가 많은 지성 피부인 경우에는 세정력이 강한 비누나 지성용 샴푸로 감는 것이 좋으며, 린스나 모발 영양제는 사용할 필요가 없다. 또한 샴푸와 린스가 혼합되어 있는 제품도 피해야 한다.

린스나 영양제 성분이 들어간 제품을 사용하게 되면 세정력이 떨어지고 머리카락이 번들거려 상쾌한 기분을 느낄 수가 없다.

• 건성 피부 : 세정력이 약한 중성용 샴푸로 감는 것이 좋다. 그런 다음 린스나 컨디셔너로 헹구어 낸다. 머리를 감고 난 뒤에 린스나 컨디셔너를 사용하면 빗질이 훨씬 쉬워지고 모발을 관리하기도 수월해진다.

• 갈라지기 쉬운 모발 : 신경써서 컨디셔너를 발라주는 게 좋다. 컨디셔너는 엉킨 머리카락을 풀어주고 미세한 막을 형성해 머리카락의 손상을 막아주는 역할을 한다. 곱슬머리나 퍼머머리는 컨디셔너 사용 후 찬물로 헹구어야 손질이 쉽다.

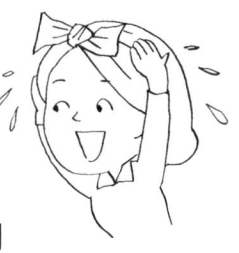

• 잦은 퍼머나 염색으로 상한 모발 : 주 1~2회 정도 트리트먼트를 해준다. 트리트먼트는 모발에 영양을 공급해 주는 제품이다. 샴푸와 컨디셔너를 사용한 뒤 가볍게 말린 후 머리

카락에 골고루 바른 후 타월로 감싸고 있다가 한 시간 후에 깨끗이
헹군다.

머리 말리기

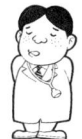

　　모발이 젖은 상태일 때는 더 잘 부러지기 때문에 머리를 감은 뒤 수건으로 아무렇게 문지르거나 거칠게 빗질하는 것은 피해야 한다.

　　헤어 드라이어를 사용할 때는 모발과 거리를 두고 약한 열로 말리는 것이 좋다. 드라이어의 차가운 바람은 헤어스타일을 오래 고정시키는 데 효과적이다.

빗질

　　'하루에 100번 빗질하기' 라는 슬로건이 있는데, 모발의 손상을 유도하는 방법론을 택하고 있는 까닭에 따라하지 말아야 한다. 앞에서도 설명했듯이, 너무 잦은 빗질은 금물이다. 빗은 폭이 넓고 끝부분이

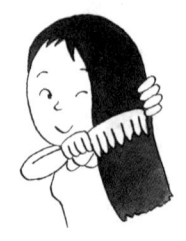

부드러운 브러시 같은 것을 사용하는 게 좋다. 샴푸하기 전에 끝이 부드러운 브러시로 여러 번 빗질을 한 후 머리를 감으면 머리카락이 훨씬 윤기 있어진다. 샴푸하기 전에 하는 여러 번의 빗질은 두피에 쌓인 노폐물과 비듬을 제거해 주고 혈액순환과 피지 분비를 촉진시켜 주기 때문이다.

빗질은 될 수 있으면 머리카락이 마른 다음에 부드럽게 하는 것이 좋다.

🔥 두피 마사지

흔히들 빗질을 하거나 마사지를 하는 것이 탈모 방지에 도움이 된다고들 한다. 그러나 이것은 두피 마사지에 대한 과도한 신뢰가 심어준 환상일 수 있다. 두피의 혈액순환을 개선시키기 위한 방법이나 과거 수십 년간의 모발 이식술에 대한 경험으로 미루어 볼 때 두피 마사지가 확실한 효과를 보장하는 것 같지는 않기 때문이다.

즉 뒷머리의 털을 대머리 부위에 옮겨 심은 지 30년이 지나도 여전히 같은 크기로 잘 자라며 심지어 혈액순환이 나빠져 있는 흉터 자리에서도 이식된 모발은 잘 자란다.

그러나 누워 있는 시간이 많은 유아들의 후두부에서, 전신마취 상태에서 머리 부분이 오랫동안 고정된 위치로 압박을 받을 때, 또는 장기간 침대에 한편으로만 누워 있는 만성 환자 등에서 발생되는 압박성 탈모는 압박으로 인한 장기간의 국소 허혈이 그 원인이 아닐까 생각된다.

이와는 반대로 항암제 치료에 의한 생장기 탈모증은 항암제를 투여받는 기간중에 머리에 압박 붕대로 감거나 얼음 찜질을 하면 어느 정도 예방할 수 있는데 이러한 방법은 국소 허혈을 유발하는 방법이다.

그러므로 두피의 혈액순환을 개선하기 위한 두피 마사지는 그 효과가 미지수이며 과학적으로 밝혀진 바가 없는 이야기이다.

마사지를 하면 머리카락이 자란다고 주술적인 믿음을 갖는 것은 좋지 않으나 탈모에서 벗어나려는 환자들의 노력은 필요한 것이며 이런 노력을 의학적 치료와 병행될 때 좀더 나은 결과를 얻지 않을까 생각한다.

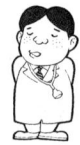

헤어 스타일

🔥 이런 건 금물

초등학교 시절의 추억을 떠올리면 항상 생각나는 여자 아이가 있다. 나와 같은 반이었던 그 아이는 언제나 머리를 하나로 묶고 다녔다. 물론 그 헤어스타일은 그 여자 아이를 단정하게 보이도록 했다. 하지만 내가 그 여자 아이를 지금껏 기억하는 이유는 헤어스타일이 연출해준 그 아이의 단정한 분위기 때문이 아니다. 나는 그 아이를 보면 늘 머리가 얼마나 아플까 하는 생각이 들었다. 그 아이는 머리를 묶어도 있는 힘껏, 눈꼬리가 올라갈 정도로 잡아당겨서 묶고 다녔었다. 그래서 나는 머리카락이 뽑혀나올 정도로 세게 묶고 다니는 그 아이의 머리가 항상 위태로워보였던 것이다.

실제로, 모발을 지나치게 잡아당기는 헤어스타일은 모발에 나쁜 영향을 끼친다. 여기에는 스트레이트 퍼머도 포함된다. 스트레이트 퍼머 또한 모발을 잡아당겨서 머리를 곧게 펴는 방법이기 때문이다.

이러한 헤어스타일을 지속적으로 유지하게 되면 '견인성 탈모'에 걸리기 쉽다. 남들은 한 올 한 올이 아쉬운 머리카락을 일부러 빠지게 유도하는 셈인 것이다. 그러므로 머리를 단정하게 묶고 싶다면 되도록 느슨하게 머리를 묶는 것이 좋다.

🔥 염 색

인간은 적어도 3000년 전부터 머리에 물을 들여왔다. 그러나 가히 염색의 시대라고 할 수 있는 것은 요즘이다. 유행을 주도하는 연예인들뿐만 아니라 일반인들까지도 형형색색으로 머리를 물들인 채 거리를 활보하는 모습을 쉽게 볼 수 있다.

특히, 지금은 해체된 '서태지와 아이들'이 「컴백홈」이라는 노래를 들고 나왔을 때 멤버 세 명이 각각 빨강, 초록, 보라색으로 염색하고 나온 이래 젊은이들 사이의 염색은 자연스러운 현상이 되었다.

그런 까닭에 예전에는 새치나 백발을 감추기 위한 '실용적 목적'의 염색이 위주였다면 지금은 개성 표출을 위한 '미용 목적'의 염색이 중심을 이룬다. 색깔을 좀더 잘 넣기 위해 표백제로 탈색시킨 뒤 염색하는 경우도 심심치 않게 찾아볼 수 있다.

물론 개성표출을 위해 염색하는 데에는 반대할 이유가 없다. 하지만 모발을 위해서는 염색에 대해 좀더 신중해지라고 권장할 수밖에 없다.

염색에 사용되는 화학약품이 모발에 너무 오래 남게 되거나 하루에 두 가지 이상이 사용되거나 표백제를 사용했던 모발에 또 표백제를 사용하게 되면 모발은 더 이상 견디지 못하고 부러지고 만다.

🔾 염색약의 종류

염색약에는 기본적으로 '임시 염색약, 반영구적 염색약, 영구적 염색약' 세 가지가 있다.

임시 염색약은 모발의 표면만 물들이는 것으로 모발의 바깥층인 모소피에 침투하지 못한다. 염색약의 분자가 지나치게 커서 모소피의 틈 사이를 뚫고 들어갈 수 없기 때문이다. 그래서 이 약은 머리를 감으면 씻겨 나간다.

반영구적 염색약은 분자구조가 이보다는 작아 모발의 표면을 뚫고 들어가는 염색약이다. 그렇기 때문에 이 약으로 염색했을 경우는 적어도 다섯 번 정도는 샴푸를 해야 비로소 염색기가 빠진다.

영구적 염색제는 강한 알칼리성 용액으로 각피의 침투성을 증가시켜 피질 내로 들어간다. 그런 다음 피질 내에서 산화반응을 통해 indo 염색물질을 형성하는데, 모발의 색상은 이 indo 염색 물질에 의해 결정된다.

이 염색제는 분자량이 크고 모발 각질에 대한 친화력이 강하여 모발 내에 계속 남아 있게 되므로 영구적인 색상 변화를 유발하게 된다. 그런 만큼, 산화반응이 발생하며 강한 알칼리성 용액이라는 점에서 다른 종류의 염색제에 비해 모발 손상이 심하다. 따라서 자주 염색하거나 부주의하게 사용하는 경우 심한 모발 손상을 유발할 수 있다.

영구적 염색제의 경우 다시 염색을 할 때에는 신생모가 1cm 이상 자라는 시기인 4~6주가 좋다.

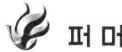 퍼 머

퍼머는 어떤 원리로 이루어지는 것일까?

퍼머가 발명되기 이전에도 여성들은 머리 모양에 변화를 주기 위해 다각도로 노력했다. 그러나 긴 직모를 여러 모양으로 땋아 올리거나 뜨거운 인두로 1차적인 웨이브를 주는 것이 전부였다.

지금처럼 다양한 스타일의 웨이브는 현대적인 콜드 퍼머 기법이 개발된 이후 가능해졌다. 콜드 퍼머는 1936년 영국의 화학자 J.B. 스크피맨이 발표한 것에서 비롯된다. 그는 양털의 분자구조를 연구하다가 그때까지의 가열에 의한 '핫(hot) 퍼머' 대신 상온에서 약액을 사용하여 모발의 케라틴 구조 단백질 사슬을 끊는 방법을 생각해냈다.

케라틴은 모발이나 손톱, 발톱, 피부 등을 구성하고 있는 단백질로 흔히 각질이라고도 불린다. 이 단백질은 글루탐산, 아르기닌, 시스틴 등의 아미노산이 주요 구성물질이다. 특히 시스틴이 다른 종류의 단백질에 비해 많이 들어 있는 것이 특징이다.

시스틴에는 황이 들어 있는데 이것 때문에 시스틴과 시스틴은 쉽게 결합을 할 수 있다. 그 결과 그물 구조를 이루게 되며 이러한 구조적 특성 때문에 모발은 탄력성을 갖게 된다. 그리고 이 탄력성으로 인해 모발에 물리적인 변형을 주어도 곧 원래 상태로 돌아가는 것이다.

시스틴 결합은 알칼리 용액에서 쉽게 깨지는 성질이 있다.

따라서 모발을 원하는 모양대로 감은 다음 알칼리(콜드 퍼머 제1액 : 티오글리콜암몬이 주성분임) 용액을 처리하면 시스틴 결합이 끊어지면서 원래 상태로 돌아가려는 탄력성이 없어진다.

이러한 상태에서 산(콜드 퍼머 제2액 : 브롬산나트륨)으로 중화시키면, 모발이 구부러진 상태에서 시스틴 결합이 다시 일어나 모발은 구부러진 채로 고정되고 탄력성이 복원된다. '퍼머넌트'라는 말 그대로 약효가 있는 한 모발의 구부러진 상태가 '영구적'으로 유지되는 것이다.

이것을 보면 퍼머를 자주 한다는 것은 우리 모발에 그만큼 알칼리와 산 용액을 많이 투여한다는 것을 의미한다. 그러므로 퍼머를 자주 하면 모발은 계속적으로 강한 자극에 시달리게 된다. 따라서 모발이 회복될 수 있는 시간차를 두고 퍼머를 하는 것이 그나마 모발에 가해지는 자극을 조금이라도 줄이는 방법이다.

기 타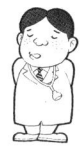

강한 햇빛

여름철에 강한 자외선에 장시간 노출되면 머리카락이 건조해
지고 탈색되므로 양산이나 챙이 넓은 모자로 가려주는 것이 좋다.

식사와 휴식

균형 있는 식사를 하며 편식하지 않도록 한다. 많은 스트레스
와 과로, 수면 부족 등에 의해 탈모가 유발되거나 악화되는 경우가
많이 있으므로 가능하면 안정을 취하고 스트레스를 피하며 충분한
수면을 취하도록 한다.

제 7 장

털 없애기에 대하여

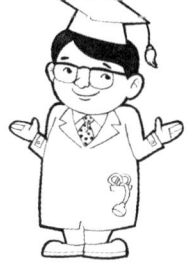

털 없애기에 대하여

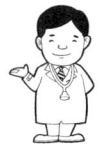

따지고 보면 이 세상에는 공평한 것이 하나도 없다. 그렇기에 인간은 '공평한 세상'이라는 유토피아의 실현을 아름다운 이상으로 내세웠는지도 모를 일이다.

털에 있어서도 불공평한 것은 마찬가지다. 털이 없어서, 특히 있어야 할 곳에 자라지 않은 털 때문에 고민인 사람들이 부지기 수이고 그 때문에 발모 관련 산업이 성업중이지만, 한편에서는 너무 많은 털 때문에 고민인 사람들도 있는 것이다.

털이 많아서 고민인 사람들은 이제껏 주로 여성들이었다. 희고 매끄러운 피부는 아닐 망정 남자들처럼 팔다리에 거뭇거뭇한 털이 자란 경우, 체모가 길고 너무 무성하여 수영복을 입으면 밖으로 삐져나오는 경우(남자들처럼 사각 수영복이 있는 것도 아니고…), 민소매티를 입는데 겨드랑이털이 방해꾼이 될 경우 여성들은 털을 없애기 위해 많은 노력을 기울여왔다.

남성들의 경우에는 털이 많은 것이 오히려 남성다움의 표출로 받아들여지지만 여성들의 경우에는 여성스러움을 저해하는 요인으로 인식되기 때문에, 털이 많은 여성들은 대머리 남성들이 발모에 쏟는 노력 못지 않게 제모를 위해 많은 노력을 기울여왔다.

대중매체의 발달로 연예인들이 미와 유행의 표준으로 확고히 자리잡은 후부터는 연예인 누구누구와 같은 희고 매끄러운 피부와 미끈한 몸매에 대한 열망이 더욱 강해졌다. 더구나 그들 모두가 하나같이 겨드랑이털을 깨끗하게 없애고 나오는 터라 겨드랑이 제모 정도는 이제 너나 없이 하기에 이르렀다.

하지만 근래에 들어서는 남성들도 불필요한 털 없애기에 열심히 동참하는 추세다. 특히 경기침체로 취업이 어려워지자 면접에서 조금이라도 더 점수를 따기 위해 여성들의 전유물로 여겨졌던 외모 가꾸기에 적극적으로 나서는 것이다.

여성들이 제모를 원하는 부위가 다리(35%) - 팔(25%) - 겨드랑이(18%) - 안면부(15%) 순이라면 남성들은 안면부, 특히 이마가 가장 많으며, 그 다음이 턱·볼·콧수염 순으로 제모를 원하고 있다. 또 남성들 가운데 7% 정도는 겨드랑이 제모까지도 원한다. 안면부, 특히 이마의 제모를 가장 원한다는 것은 그만큼 호감을 주는 인상으로 가꾸려는 노력의 일환인 것이다.

그렇다면 이처럼 근래에 들어서 남녀를 불문하고 널리 확산되고 있는 제모의 방법에는 어떤 것들이 있을까?

털을 없애는 방법은 제모크림, 전기분해법, 레이저 치료 등 다양하다. 물론 가장 손쉬운 방법은 면도를 하는 것이다. 하지만 날마다 해야 한다는 번거로움 때문에 좀더 지속적인 효과를 노리는 사람들은 제모크림을 사용한다. 그러나 그 또한 일시적인 효과밖에 없기 때문에 크림을 자주 발라서 제모를 해야 하는 번거로움이 있기는 면도와 비슷하다.

그에 비해 전기분해술은 아예 털이 자라나는 모낭(毛囊)을 파괴하는, 보다 근본적인 방법을 사용한다. 모낭을 아예 파괴해버리는 것이기 때문에 영구적인 제모 효과는 있으나 털 하나하나마다 전기침을 꽂는 시술이라 통증도 심하고 시술한 부위가 붓는 부작용도 있다. 또한 시술시간도 매우 길어서 다리 털 제거 땐 5~10시간이 걸린다. 뿐만 아니라 황인종인 우리 나라 사람들은 색소 침착이 되므로 시술부위 피부가 검어질 수도 있다.

레이저 제모술은 이러한 단점을 보완할 수 있는 방법으로 개발되었다. 레이저 파장으로 모근을 파괴하기 때문에 방법도 간단할 뿐 아니라 통증도 거의 없고 시술시간도 짧아서 요즘 제모술의 대표격으로 자리잡은 실정이다.

따라서 이 장에서는 레이저 제모술에 대해 중점적으로 다루면서 그 효과에 대해 구체적으로 살펴보도록 하겠다.

레이저를 내 몸에?

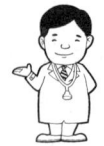

아무리 레이저를 이용하는 물품이 생활 속에 많이 보급되었다 해도 일반인들은 레이저라고 하면 SF영화에 나오는 전자총에서 뿅뿅 뿜어져 나오는 광선을 떠올리기가 쉬울 것이다. 혹은 어둠의 하늘을 화려하게 수놓으며 잠시 우리를 꿈의 세계로 데려다주는 레이저쇼를 떠올리든지.

아무튼 레이저는 일반인들에게 생활과는 조금 먼 곳에서 무언가에 유용하게 쓰이는 빛이라고 인식되는 면이 강하다. 그래서 그 레이저를 자신의 몸에 쏘인다고 하면 약간은 경계를 할지도 모른다.

아니, 전자총 광선을 내 몸에다 쏘아?

물론 레이저는 강력한 무기가 될 수도 있다. 레이저는 우리가 늘상 접하는 빛과는 달리 단파장이다. 보통 우리가 육안으로 볼 수 있는 빛, 이를테면 햇빛과 같은 가시광선(可視光線)은 산란되는 특성을 지니고 있어서 프리즘으로 보면 일곱 가지 무지개 빛깔을 띠게 된다. 하지만 레이저는 오직 한 가지 빛깔만을 띤다.

즉 빛은 빛이되 산란 현상이 없는 단파장 빛이기 때문에, 중간에 흐트러짐 없이 목표를 향해 빛다발을 아주 먼 곳까지 전달할 수가 있는 것이다. 따라서 강한 레이저 빛은 충분히 강력한 무기가 될 수 있다.

그렇지만 모든 레이저가 그렇게 위험한 것은 아니다. 과유불급(過猶不及)이라고, 모든 것이 지나칠 경우에는 반드시 문제를 일으키게 되듯 레이저 또한 지나친 경우에만 살상용으로 둔갑을 한다. 그렇지 않은, 적절한 세기의 레이저 빛은 오히려 우리 생활에 매우 커다란 도움을 주는 것이다. 슈퍼마켓 카운터에서 바코드를 척척 읽어내는 레이저 계산기처럼.

의료용으로 쓰이는 레이저도 마찬가지다. 레이저 빛을 적당하게 통제함으로써 필요한 부위의 인체 조직을 가열하고 응고하고 태워서 탄소화시키는 일을 하게 한다. 이런 경우에는 오히려 전통적인 도구를 사용하는 것보다 오히려 더 정교하고 안전하다. 따라서 부작용이나 통증도 거의 없고 시술 시간도 획기적으로 단축되는 장점이 있다. 최근 수술을 할 때 기존의 메스 대신 레이저 메스를 쓰는 이유도 바로 그 때문이다. 레이저 메스는 수술이 정교할 뿐만 아니라 절개와 동시에 절단면이 열에 의해 응고되므로 출혈도 거의 없다. 그래서 레이저 메스를 사용하는 수술을 '무혈수술'이라고 부르기도 한다.

이런 단파장의 빛은 타운즈 박사라고 하는 미국의 물리학자가 1951년에 공원 벤치에 앉아 만개한 진달래꽃을 보다가 고안해내었다고 한다. '저 진달래꽃의 고운 빛깔처럼 빛도 분자에서 나온 순수한 형태 그대로가 유지될 수는 없을까?' 하는 생각을 했다는 것이다. 그러다 산란되지 않는 단일파장의 빛이라는 아이디어를 떠올리게 되었고 동료들과 함께 그런 새로운 빛을 만들어내는 연구에 착수했다고 한다. 레이저는 그 결과로 탄생한 열매인 셈이다. 뉴턴의 사과와 함께 자연이 과학자에게 전해준 또 하나의 선물이라고 할까. 그 선물을 제대로 간파할 줄 알았던 타운즈 박사와 동료들은 결국 그 공로를 인정받아 1964년에 노벨 물리학상을 수상했다.

레이저의 종류

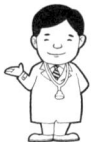

  레이저가 발명된 이래 그 사용범위는 나날이 확산되어
왔다. 아마도 발명자인 타운즈 박사 자신도 레이저가 이처럼 다양하
게 사용되리라고는 상상하지 못했을 것이다. 그리고 레이저의 종류
또한 다양하게 발전해 왔다.

  일반인들로서는 '레이저면 레이저지 다른 게 있을 수 있을까?'
하고 생각하기 쉽지만 레이저에도 실로 많은 종류가 존재한다. 레이
저 제모술에 대한 이해를 높이기 위해 그 다양한 레이저의 세계를 잠
깐 들여다보기로 하자.

• 탄산가스 레이저

  기체인 이산화탄소를 매질로 사용하는 것으로 효율이 높다. 물
에 잘 흡수되는 성질을 이용해 수분이 많은 조직을 증발시키기도 하
고 태우기도 한다. 조직을 절개하는 수술용 메스 대신에 주로 사용한

다. 피부과에서는 점이나 피부 양성 종양의 일종인 쥐젖을 태워서 없애거나 사마귀, 티눈을 제거하는 데 이용한다.

• 야그 레이저(YAG Laser)

이트륨(Y), 알루미늄(A), 가넷(G) 등 석류석처럼 생긴 보석을 사용한 레이저다. 이 보석 이름의 첫글자를 따서 '야그'라고 이름지었다. 효율이 높고 연속 발진이 쉬워 높은 출력이 요구되는 조직의 응고에 쓰인다. 또 물에 잘 흡수되지 않기 때문에 피부 깊은 부분까지 들어가는 치료에 이용된다.

• 에르븀 야그 레이저(Erbium YAG Laser)

물에 대한 흡수력이 이산화탄소 레이저의 20배 정도나 된다. 짧은 발진 시간이 장점으로 시술 후 피부의 열손상이 극히 적어 정교한 시술이 요구되는 여드름 흉터나 잔주름, 사마귀, 한관종, 흉터 제거 등 레이저를 이용한 미용치료에 많이 이용된다.

• 코퍼 베이퍼 레이저(Copper Vapor Laser)

구리 증기를 이용하는 메탈 레이저의 일종이다. 순수 녹색 파장은 검은색 질소 질환에, 순수 노란색 파장은 붉은색의 혈관계 질환에 사용한다. 표피에 국한된 기미, 잡티, 반점, 각화증 등의 색소질환과 혈관종, 화염상 혈관증, 모세혈관 확장증 등에 1차적으로 선택되었다.

• 펄스 루비 레이저(Pulse Ruby Laser)

조사시간이 빠른 덕분에 주변 조직에 영향을 미치지 않는 장점이 있다. 주근깨 등 표피의 색소질환 치료에 이용된다.

• 큐 스위치 루비 레이저(Q-Switch Ruby Laser)

빛을 모았다가 일시에 방출시키는 특수장치 큐 스위치를 루비 레이저에 부착한 것으로 5000만 분의 1초의 빠른 속도로 작용한다. 적은 열량으로 치료할 수 있는 장점을 가지고 있다. 검은색 모반치료, 즉 얼굴 등에 푸른색의 반점인 오타씨 모반, 푸른 반점, 문신 등 피부 깊숙이 있는 색소질환을 감쪽같이 치료할 수 있다.

• 아르곤 레이저(Argon Laser)

가시광선 영역의 레이저로 붉은색에 흡수되기 쉬운 성질이 있어 혈관종 치료에 적합하다. 조사시간이 길어 열전도에 의해 주변 조직이 손상을 입을 수 있는 단점이 있다. 따라서 시술자의 경험과 기술이 필요하다.

• 색소 레이저

색소를 액체로 만든 것을 매질로 사용한다. 이렇게 다양한 색소를 이용함으로써 여러 가지 파장의 레이저 광선을 만들 수 있다. 따라서 붉은 반점 치료에는 오렌지색 광선을, 갈색 반점 치료에는 녹색 광선을 만들어 사용한다. 주로 혈관계 질환 치료에 사용하며, 요즘에는 튼살의 치료에도 효과적으로 쓰인다.

• 반도체 레이저

최근에 개발된 레이저로서 반도체 다이오드(diode)를 이용, 빛을 발산하여 치료한다. 모세혈관 확장증 등 실핏줄이 거미줄처럼 보이는 질환 치료에 사용된다.

• 헬륨 네온 레이저(Helium Neon Laser)

반도체 레이저보다 눈에 잘 띄는 붉은 빛의 레이저다. 출력이 낮기 때문에 여드름 등 염증의 완화와 대상포진 등의 통증 제거를 도와주는 데 쓰인다.

• 알렉산드라이트 레이저

알렉산드라이트라는 보석을 통해 빛이 나와 치료에 이용되는 레이저로 두 가지 종류가 있다. 긴 파장의 알렉산드라이트 레이저는 털 제거에 주로 쓰이고 큐 스위치 방식의 알렉산드라이트 레이저는 문신, 오타씨 모반 제거에 쓰인다.

레이저 제모술의 원리

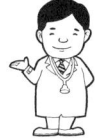

레이저를 이용해 털을 제거하는 방법은 아주 우연한 계기에 개발되었다. 마치 미녹시딜이 고혈압 치료제로 개발되었다가 바른 부위에 털이 나는 부작용을 보이면서 새롭게 대머리 치료제로 개발된 것처럼, 레이저도 문신 제거에 이용되었다가 부작용으로 제모 효과를 나타냄으로써 제모에 본격적으로 이용된 것이다.

레이저 제모 기술을 개발한 사람은 미국의 하버드 대학교의 교수인 록 앤더슨 박사로, 문신을 제거하는 데 루비 레이저를 사용했다가 제모 효과를 발견하게 되었다.

그렇다면 구체적으로, 레이저를 이용하면 어떤 원리에 의해 털이 제거되는 것일까?

털이 다시 자라지 않게 하기 위해서는 털의 제조공장을 원천적으로 파괴하는 것이 필요하다. 즉 모근부를 완전히 파괴해야 하는 것이다. 레이저 제모술이 개발되기 이전에 가장 널리 사용되던 전기분해법은 그러한 원칙에 입각하여 전기침으로 모근을 지졌었다. 모공에 전기침을 꽂고 그곳을 통해 전기를 흘려넣어 모근을 지지는 것이었다.

털의 제조공장인 모근을 원천적으로 파괴하는 것이기 때문에 전기분해법은 효과면에서는 어느 정도 탁월하였으나, 많은 단점을 지니고 있었다. 우선은 일일이 손으로 전기침을 모공에 꽂아야 하기 때문에 치료기간이 매우 길었을 뿐만 아니라 환자들의 고통도 아주 심했다.

레이저 제모도 원리는 전기분해법과 동일하다. 다만 전기 대신 레이저 빛을 쏘아서 모낭을 태우는 방법이 다를 뿐이다. 이때 이용되는 레이저는 검은 색에만 효과적으로 흡수되는 것이다. 모낭은 검은 색(정확하게는 짙은 갈색)을 띠고 있으므로, 검은 색에만 흡수되는 레이저를 피부에 쏘면 모낭만 선택적으로 파괴할 수가 있는 것이다.

레이저 제모술의 장점

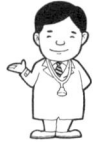

전기분해법은 환자의 통증은 통증대로 심하고, 치료기간이 매우 긴 단점이 있었다. 일일이 손으로 전기침을 꽂다 보니 1시간씩 고통을 참으면서 해도 200가닥 정도밖에는 처리되지 않는다. 그것도 하루종일 할 수 있는 게 아니므로, 환자가 아무리 고통을 참는다 해도 하루에 5~10시간밖에 시술할 수가 없다. 그러니 한 달에 3~4회씩 다닌다고 해도 1~2년이라는 기간이 필요하다. 그 사이에 들어가는 비용은 또 어떻겠는가.

이에 비해 레이저 제모는 한 번에 시술 시간이 30분밖에 소요되지 않는다. 레이저인 경우에는 전기침처럼 한 가닥씩 처리하는 것이 아니라 한꺼번에 제거한다. 한 번에 쏠 수 있는 범위가 지름 10mm인 원형 크기이기 때문에 그 부위에 있는 털은 한꺼번에 제거되는 것이다. 이 10mm 원형 안에 털이 수백 개 있다 하더라도 한순간에 열로 파괴할 수 있다. 한 번 빛을 쪼이는데 드는 시간은 겨우 1

초 미만. 따라서 모공에 일일이 바늘을 찔러 전기를 흘리는 것과는 비교도 되지 않을 만큼 소요되는 시간이 짧다.

만일 겨드랑이 제모시 한쪽에만 100번을 쏜다고 해도 몇 분이면 끝나는 것이다. 게다가 지름 5mm는 물론 15mm 혹은 18mm짜리도 쏠 수 있기 때문에 겨드랑이와 같은 굴곡면에서의 제모가 더욱 효과적으로 이루어질 수 있다.

시간 단축으로 가장 효과를 볼 수 있는 부위는 정강이나 장딴지에 난 털이다. 이곳은 부위도 넓고 털도 많아 과거 전기분해법으로는 엄두도 내지 못 했다. 그러나 레이저 제모술을 이용하면 범위가 넓은 종아리 털도 한쪽에 30분이 채 안 걸리며 양쪽을 다 한다고 해도 1시간 이내에 가능하다.

그렇다면 통증은 어느 정도일까?

누구나 한 번쯤 털을 뽑아본 경험은 있을 것이다. 하다 못해 파스나 반창고를 붙였다가 뗄 때라도 털이 뽑히는 경험을 하게 된다. 그 때의 그 따끔함이라니. 그러므로 한두 개의 털도 아니고 가시덤불처럼 무성하게 나 있는 털을 모두 제거하자면 얼마나 통증이 심할지 대충은 짐작할 수가 있을 터이다.

그런 생각 때문에 제모를 한다고 하면 우선은 통증부터 걱정하는 사람들이 있다. 아닌게 아니라 전기분해법 시술은 심한 통증을 수반했었다. 그러나 레이저 제모술을 이용하면 통증을 겁낼 필요가 없다. 그렇다고 전혀 아프지 않다는 뜻은 아니다.

레이저 탈모는 빛 에너지가 피부를 통과하여 모낭을 제거하는 것이다. 레이저를 쏘이는 순간 아무런 자극이 없을 수는 없다. 그렇기 때문에 빛이 쏘이는 순간에는 따끔할 정도의 가벼운 통증을 느끼게 된다. 보통 털을 살짝 잡아당기는 정도의 통증 말이다. 거기다 시술시간이 짧기 때문에 따끔함을 느낀다 하더라도 몇 번 숨을 고르다 보면 어느새 수술은 끝나 있다.

레이저 제모술의 시술 과정

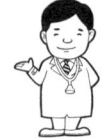

레이저 제모술을 받기 위해 가장 먼저 해야 할 일은 담당의사와 상담을 하는 것이다. 자신의 피부 상태를 빠짐없이 다 얘기해주고 의사로부터는 레이저 제모술에 대한 설명과 주의사항을 들어야 한다. 만일 과거에 전기분해 제모술을 받은 적이 있다든가 알레르기 체질이라든가 민감성 피부라든가 하는 사항을 빠짐없이 얘기해야 의사가 세심하게 결정할 수가 있다. 때에 따라서는 피부 테스트를 통해 수술 여부를 따져볼 수도 있다.

상담이 끝나고 수술을 결정하게 되면 개개인의 상태에 따라서 피부의 멜라닌 색소를 줄이기 위해 시술 전에 2~3주 정도 피부표백제를 바른다. 물론 이 기간에 피부를 태우는 것은 절대 금물이다.

시술날이 되면 우선은 탈모하고 싶은 부위를 깨끗이 면도해야 한다. 그런 다음 치료 효과를 높이기 위해 그곳에 연고 같은 것을 바르게 된다.

그 다음은 본격적인 수술 준비에 들어간다. 겨드랑이 아래, 이마, 입 주위 등 얼굴과 가까운 부위를 제모할 것이라면 눈을 보호하기 위해 보안경을 씌우고, 정강이나 하복부 등 얼굴과 먼 부위를 제모할 것이라면 원래의 상태대로 시술을 받게 된다.

준비가 끝나면 레이저를 이용한 제모수술이 시작된다. 환자에 맞는 피부색에 맞추어 레이저 출력을 조절해서 레이저를 쏘는 것이다. 그러면 몇 번의 따끔함이 스쳐간 후 치료가 끝난다. 물론 다리처럼 광범위한 부위나 비키니 라인처럼 미묘한 부분은 시간이 더 걸릴 수도 있지만, 대체로 짧은 시간 안에 제모수술이 끝나게 된다. 이것이 레이저 제모술의 모든 과정인 것이다.

그런데 오해하지 말아야 할 것이, 레이저 제모술은 단 하루 한 번의 시술로 끝나지는 않는다는 것이다. 앞에서 설명했듯이 털은 자체적으로 생장 사이클을 가지고 있다. 따라서 레이저로 시술할 때 휴지기에 접어든 털이 있을 수도 있는 것이다. 만일 생장기에 있는 털이라면 레이저로 파괴가 된 셈이지만, 휴지기에 접어든 털은 레이저가 놓칠 수도 있다.

그렇기 때문에 그 후 휴지기에 접어든 털의 제거를 위해 2~4회 더 치료를 받아야 한다. 그렇게 해야 깨끗이, 영구적인 제모(Permanent Reduction)가 이루어진다.

레이저 제모는 어떤 경우에 더 효과적일까?

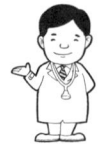

앞에서도 설명했듯이 레이저 제모술은 특정한 색에만 흡수되는 레이저의 특성을 이용한 것이다. 말하자면 모근에 있는 멜라닌 색소에 선택적으로 반응하도록 만든 것이다.

멜라닌 색소는 모근뿐만 아니라 피부에도 분포되어 있다. 따라서 레이저 제모 효과가 좋으려면 피부와 모근에 함유되어 있는 멜라닌 색소에 차이가 많을수록 좋다. 흑인인 경우에는 피부와 모근의 멜라닌 색소에 차이가 없다. 반대로 백인은 피부와 모근의 멜라닌 색소에 큰 차이를 보인다. 따라서 백인일수록 레이저 제모의 효과는 좋다.

그러므로 당연히 여름 햇볕에 태운 피부나 선탠을 한 피부는 효과가 적을 수밖에 없다. 레이저가 모근과 피부의 멜라닌 색소를 구분하지 못해서 엉뚱하게 피부를 태울 수도 있다. 심한 경우에는 레이저 빛이 피부 표면에서 흡수되어 화상을 입는 경우도 있다. 때문에 레이저 제모술을 고려한다면 피부를 태우지 말아야 한다.

　점 위에 난 털 제거도 같은 이유로 해서 비효율적일 것이다. 검은 반점은 멜라닌 색소가 고밀도로 모인 피부의 특별한 부위이다. 여기에 멜라닌에 반응하는 레이저를 쏘이면 피부 표면에서 바로 반응을 일으켜 심층부에는 전혀 도착하지 못하는 결과가 나타난다. 그리하여 피부 화상만 입고 제모 효과는 얻지 못하게 된다.

수술 후 피부관리는 어떻게?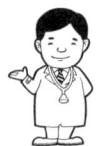

아무리 간단한 수술이라 하더라도 사후 관리가 필요한 법이다. 제모 후 관리를 소홀히 하면 색소침착이 일어나 피부가 거무스레해질 수가 있다.

우선은 태양을 조심해야 한다. 수술 후 한 달 정도는 햇빛을 피하는 게 좋다. 소매 있는 옷이나 바지를 착용하고 선탠크림을 바르는 것이 안전하다.

다음으로는 수술 후 다음날까지 환부를 문질러서는 안 된다. 목욕이나 샤워는 괜찮지만 때를 민다고 환부를 밀게 되면 한껏 예민해져 있는 피부를 자극하는 것이 된다. 당연히 예민한 피부를 자극해서 좋을 일이 없다.

그리고 첫 번째 치료 후 어느 정도의 시간이 경과하면 휴지기에 접어들었던 모낭에서 새로운 털이 자랄 수도 있다. 그런 경우에는 자기 스스로 털을 뽑는 행위를 절대 하지 말아야 한다. 털을 뽑거나 깎다가 상처가 나면 레이저 치료가 불가능하다. 그럴 때는 곧바로 병원을 찾아야 한다. 병원에 가면 두 번째 치료를 받기 전까지 간호사가 꼼꼼하고 세심하게 면도를 해준다.

제모를 하면 모공이 넓어져 피부 노화가 촉진될 것으로 생각하는 사람들이 있는데 이 점은 안심해도 좋다. 오히려 제모한 후 모공이 좁아져서 얼굴이 작아졌다고 하는 경우는 있어도 모공이 넓어졌다고 하는 사람은 없기 때문이다.

제 **8** 장

묻고 답하기

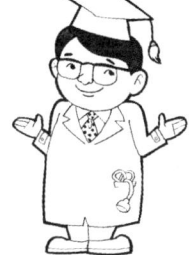

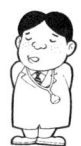

몸에 털이 많아요!

저는 대학교 2학년에 재학중인 여학생인데, 몸에 털이 많아서 늘 고민입니다. 마치 남자들처럼 다리와 팔에 굵은 털이 나 있어서 반팔과 반바지를 입기가 두려울 정도입니다. 다른 친구들은 하얀 팔다리를 뽐내고 다니는데, 왜 저만 이러는지요.

원인과 치료법에 대해 알고 싶습니다.

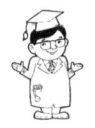

말씀을 들어보니 조모증이신 것 같습니다. 이 조모증은 다모증의 일종입니다. 그래서 다모증과 함께 설명을 드릴까 합니다.

• 다모증(hypertrichosis)이란?

몸에 굵은 모발의 수가 증가하는 것을 뜻합니다. 안드로겐과 관계없는 부위에 피부 모발이 비정상적으로 과도하게 성장한 경우를 말하며 전신성인 경우와 국소적인 경우, 선천성인 경우와 후천성인 경우로 구분할 수 있고 후천성인 경우에는 어떤 증후군에 동반되어 나타나거나 어떤 약물이 원인이 되는 경우가 있습니다.

• 다모증을 일으키는 원인은 무엇인가?

보통 지중해 연안에 사는 민족들이 스칸디나비아 제국이나 아프리카에 거주하는 민족보다 털이 많습니다. 털이 나는 것도 편차가 있는 것입니다. 지나치게 털이 많이 나서 비정상적으로 보이는 경우도 드물지만 있습니다. 이처럼 희귀한 경우에는 유전인자나 스테로이드 제제, 선(腺)의 이상, 폐경 등을 원인으로 생각해 볼 수 있습니다.

• 조모증(hirsutism)이란?

다모증의 한 종류로 여성이나 아동이 남성과 같은 분포의 모발 성장을 보이는 경우를 말합니다. 안드로겐의 영향으로 코밑 수염, 턱 수염, 구레나룻, 가슴털, 남성형 음모 등이 관찰되며 모발 이외에도 남성화 현상이 나타납니다.

예를 들어 굵은 목소리, 근육의 남성화, 음핵의 비대, 무월경 등이 그러한 증상입니다. 조모증이 발생되면 난소, 부신, 퇴하수체 종양 등을 포함한 내분비계 질환에 대한 검사를 해야 합니다.

• 원인 불명의 조모증

특별한 외적 원인이나 내분비계의 이상이 없이 발생하는 조모증을 말합니다. 진단을 위해 다음과 같은 사항이 도움이 됩니다. ① 유사한 모발의 분포를 보이는 가족력, ② 정상적인 월경, ③ 정상적인 두발선(hair line), 음성(voice) 및 근육, ④ 정상적인 산부인과적 신체검사

• 이차적 조모증(secondary hirsutism)

원인 불명의 조모증과는 달리 여성으로서의 성징을 잃어버리고 남성화 징후를 보이는 현상입니다. 부신, 난소 및 뇌하수체의 질환으로 생깁니다.

• 치료

치료는 원인에 대한 조사를 하여 그것을 제거하는 방식으로 이루어집니다. 미용 목적으로 치료할 때에는 면도, 발모 왁스, 표백제, 발모 전기 소작술, 레이저 등이 이용됩니다. 면도를 하거나 족집게 등으로 털을 뽑아도 모발의 성장이 촉진되거나 굵어지진 않습니다.

겨드랑이 냄새가 심해요

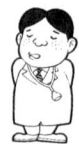

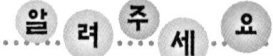

30대 중반의 주부입니다. 얼마 전에 제가 회원으로 있는 헬스클럽에 갔다가 충격적인 소리를 들었습니다. 운동 후 샤워를 하고 나오는데 제 뒤에서 여자 두세 명이 수군대는 소리가 들린 것입니다. 분명 저를 가리키면서 암내가 난다고 하는 것 같았습니다. 그 순간 저는 너무 창피해서 죽어버리고 싶은 심정이었습니다. 여름만 되면 이렇듯 냄새가 더 심해지니 사람들이 모이는 곳에는 갈 수도 없을 지경입니다. 헬스클럽에도 다시는 못 갈 것 같구요.

이것을 치료할 좋은 방법은 없는지, 여쭤보고 싶습니다.

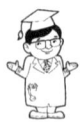

결론부터 말하자면 물론 있습니다. 수술을 하면 액취증은 쉽게 고칠 수가 있으니 용기를 내시기 바랍니다. 정

확한 통계는 없지만 우리 국민의 2~5%가 액취증에 시달리고 있는 것으로 전문의들은 추정합니다.

그런데 암내에 대한 관념은 인종과 지역에 따라 차이가 있습니다. 백인과 흑인들은 액취증이 보편적이기 때문에 크게 문제삼지 않는데 그 수가 상대적으로 적은 동양에서는 비정상적인 것으로 인식돼 거부반응을 일으키며 심지어 병으로까지 취급하는 경향이 있습니다. 액취증이 있는 사람은 그렇지 않은 사람보다 대인관계는 물론 학교공부, 직장생활, 결혼문제 등에서 훨씬 더 심한 고통을 겪고 있으며 사회생활에서도 많은 불이익을 당하고 있습니다.

• 액취증이 나타나는 원인

액취증은 겨드랑이에 위치한 아포크린선이란 땀샘에서 분비되는 지방성분이 세균에 의해 분해되면서 발생하는 냄새입니다. 우리 몸엔 2백만~3백만 개의 땀샘이 있습니다. 그 땀샘에는 두 가지 종류가 있는데 하나는 땀을 내는 땀샘이고 또 하나는 냄새를 내는 땀샘입니다. 액취증은 냄새를 내는 땀샘에서 비롯됩니다.

그 땀샘을 의학용어로 아포크린선이라고 하며 암내는 이 아포크린선에서 배출되는 땀이 체표면에 흘러나온 것을 피부에 서식하는 세균이 지방산과 암모니아로 분해하면서 생기는 냄새입니다. 아포크린선은 겨드랑이에 95%가 집중돼 있고 나머지는 귓바퀴, 항문주위, 유두 주위, 배꼽 등에 집중돼 있습니다.

• 치 료

본인만이 느낄 정도로 냄새가 약하게 난다면 평소 겨드랑이를 청결히 자주 씻고 항생제 연고를 바르는 것으로 어느 정도 냄새는 없앨 수 있습니다. 좀더 구체적으로 설명을 해보자면, '겨드랑이를 매일 두세 차례 비누로 씻고, 그런 다음 통풍이 잘되는 옷을 입고, 살균제가 포함된 약용비누나 0.3% 농도의 포르말린 희석액을 약국에서 구입해 발라주면 좋은 효과를 기대할 수 있습니다.

그러나 냄새가 심한 경우에는 아포크린선을 영구적으로 제거하는 시술을 받아야 합니다. 수술은 보통 레이저로 겨드랑이에 집중분포된 아포크린선을 파괴하는 방법을 사용합니다.

과거에는 수술 후 흉터가 크게 남고 수술시간이 1~2시간으로 오래 걸리는 단점이 있었으나 최근에는 초음파 수술기가 개발되어 좋은 결과를 기대할 수 있습니다. 겨드랑이를 1cm 이내로 절개한 뒤 초음파가 나오는 기구를 피부밑으로 집어 넣어 아포크린선을 파괴하는데, 조금만 절개하기 때문에 흉터가 거의 없습니다.

또한 초음파를 이용하면 혈관을 많이 다치지 않으므로 출혈과 통증도 거의 없습니다. 특히 수술자국이 피부주름을 따라 있기 때문에 눈에 잘 띄지 않아 흉터에 신경을 쓰는 여성들도 안심하고 치료받을 수 있다는 점을 강조하고 싶습니다.

머리가 희어져요

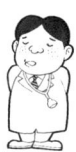

20대 후반의 여성입니다. 어느 날 문득 머리를 빗다가 흰머리가 부쩍 많아지게 된 것을 발견하게 되었습니다. 아직 20대인데, 왜 이런 현상이 나타나는 걸까요? 머리가 희어지는 원인에서부터 어떻게 치료해야 하는지에 대해 알고 싶습니다.

많이 놀라셨겠군요. 백모증이 나타나는 이유는 여러 가지가 있습니다. 지금 상담을 의뢰해오신 분이 처해 있는 상황에 따라 아마도 그 이유가 달라질 것입니다. 따라서 백모증에 대해 개괄적 설명을 드리도록 하겠습니다.

• 백모증(canities)의 원인

백모증은 나이가 들어가면서 모발의 색이 탈색되어가는 현상입니다. 나이가 듦에 따라 모발에서 생산되는 멜라닌의 양도 줄어들기 때문에 나타나는 것으로 볼 수 있습니다.

멜라닌은 검은 색소 세포이기 때문에 멜라닌의 양이 많을수록 머리카락의 색깔은 검어집니다. 그런데 나이를 먹게 되면 모낭에서 멜라닌 생산이 줄어들고, 그렇게 멜라닌 생산력이 떨어지는 시기에 새로 털이 나게 되면 멜라닌이 전혀 없는 상태로 자라게 되어 흰 색이 되는 것입니다.

그리고 사람에 따라 머리가 빨리 또는 늦게 세는 것은 멜라닌 생산에 관여하는 유전적 요인의 차이에 따라 발생하는 결과입니다. 나이가 들어야 나타나는 것이 보통이지만, 사람에 따라 젊은 시절부터 백모증이 나타나는 것은 유전적 요인이 그렇게 작용을 했기 때문이라는 것입니다.

또한 급성 열성 질환, 쇠약성 전신 질환, 심한 영양 불량이나 감정적 긴장에 의해서도 백모증은 야기되며 조로증(早老症) 등 여러 유전적 질환에 의해서도 발생합니다.

'국소적으로 생기는 백모증(poliosis)' 은 원형탈모증, 국소 X-선 조사, 백반증, 부분 백반증, 결절성 경화증, 여러 유전성 질환 등에 의해 나타나기도 합니다.

• 하룻밤 사이에 머리카락이 하얗게 변할 수 있을까?

소름끼치는 경험을 하면 머리는 물론 수염까지 하룻밤 사이에 하얗게 변했다는 얘기를 들어본 적이 있을 것입니다. 프랑스 혁명 당시 프랑스 국왕이었던 루이 16세의 아내 마리 앙투아네트도 그런 경우를 당했다고 전해지고 있습니다.

워낙에 극적인 삶과 죽음을 겪은 탓에 그녀의 얘기는 각종 예술적 작품의 소재로 등장하는 경우가 많았습니다. 우리 나라 어린이들 사이에서도 대인기를 끌었던 만화 『베르사이유 장미』에서도 마리 앙투아네트는 주인공으로 등장합니다. 아름답고 마음씨도 고왔으나 워낙에 철이 없는 인물로 묘사되었습니다. 그래서 오스트리아 왕국의 공주 출신인 그녀는 자기가 사치를 하면서도 그게 사치인 줄 깨닫지 못합니다. 늘 그렇게 살아왔고 백성들의 비참한 삶에 대해서는 잘 몰랐으니까요.

드디어 민중의 분노가 폭발하고 혁명이 터졌습니다. 그런데 미처 피신하지 못한 마리 앙투아네트는 그만 혁명주의자들에게 붙잡혀 감옥에 갇히고 맙니다.

부귀의 절정에 있다가 하루 아침에 죄인 신세가 된 그녀. 한번도 가난과 비참함을 경험해보지 못한 그녀는 정신적 충격이 얼마나 컸던지 처형 당하기 하루 전에 머리가 하얗게 변해버렸다고 합니다. 그 아름다웠던 미모도 간데 없이, 다음날 단두대 위에 나타난 것은 백발의 한 추한 여인네였다고 합니다.

그러나 이와 같은 얘기는 과학적으로 증명된 것은 아닙니다. 원형탈모증과 같은 병이 원인이 되어 하룻밤 사이에 검은 머리가 몽땅 빠지고 검은 머리에 섞여있던 흰머리만 남게 되는 경우는 있습니다.

또한 심리적 공포를 겪었을 때 등 정신적 · 육체적 스트레스를 심하게 받으면 신경의 작용으로 멜라닌색소가 파괴될 수 있습니다. 그러면 귀밑 또는 귀옆머리에서부터 백발로 변하는 현상이 나타나기도 합니다.

슈베르트의 유명한 가곡 '겨울나그네'에서도 젊은날의 혼돈으로 인해 방랑을 거듭하던 주인공이 백발이 되어 돌아온 장면이 있습니다. 주지하다시피, 빌헬름 뮐러의 시에다 곡을 붙여 총 24곡의 연작형태로 탄생시킨 '겨울나그네'는 가난하고 불우한 생을 살았던 슈베르트 자신의 모습이 다분히 투영되어 있습니다.

평생을 가난의 밑바닥에서 허덕였던 슈베르트는 31세의 나이로 요절했는데, 그 죽음을 예견하듯 '겨울나그네'에서 백발이 되어 돌아온 젊은 주인공의 비통한 심정을 그린 노래의 제목은 '백발'이었고, 가사는 다음과 같습니다.

> 찬 서리 희고 둥근 광채
> 내 머리 위 뿌렸네
> 이제야 백발되었다고
> 내 마음 기뻐했네
>
> 그러나 다시 사라져
> 내 머리 흑발이오
> 내 비통한 젊음이여
> 죽음은 멀고 먼 것
> 태양이 지고 동이 틀 때
> 백발이 된다지만

나는 늙지도 않았네
이 긴 여행 동안에

그러나 아무리 그렇다 하더라도, 마리 앙투와네뜨에 대한 소문처럼 하룻밤 사이에 온통 백발이 되었다는 얘기는 과학적 근거가 없는, 한 극적인 사건에 가미된 픽션적 요소에 불과하다고 생각할 수 있습니다.

• 머리가 회색으로 바뀌는 원인은 무엇일까?

모발의 탈색은 일시적으로 일어나지 않습니다. 머리카락이 탈색되는 것은 개개의 모발에 따라 그 시기가 다릅니다. 어떤 모발은 아직 흑발인 상태로 있는데 어떤 모발은 벌써 하얗게 변해버리곤 합니다. 탈색의 단계에서는 백색과 흑색이 모자이크처럼 섞여 있을 수밖에 없는 것입니다. 그렇기 때문에 전체적으로 머리색이 회색으로 보입니다.

대다수의 사람들은 30대 중반에 이르면 조금씩은 회색으로 변합니다. 유전적 소인에 따라 10대에 머리가 회색을 띠는 사람도 드물지 않습니다. 그러다 더 나이가 들면 이 회색은 더 하얗게 변할 것입니다.

그런데 정말 머리는 왜 하얗게 될까요? 바꿔 말해, 머리카락의 색을 결정하는 멜라닌의 생산은 왜 나이가 들수록 줄어들까요?

안타깝게도 아직까지 그 원인에 대해서는 자세히 알려진 바가 없습니다. 하지만 흰 머리카락의 모간 중심부에는 수백 개의 미세한 기포가 가득 차 있는 것을 알 수 있습니다.

　검은 머리는 빛을 부분적으로 흡수하며 흰 머리는 반사하거나 굴절시켜 검은색보다 더 뚜렷하게 보입니다. 즉 흰 머리의 밝은 은빛이 두드러지게 눈에 띄는 이유는 빛을 반사하기 때문인 것입니다.

　그리고 동물 실험 결과, 특정한 비타민이 없는 음식을 먹으면 머리가 회색을 띠기도 했습니다.

아이에게 새치가 나타나요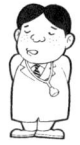

초등학교 4학년인 아들에게 얼마 전부터 새치가 하나둘씩 생기더니 점점 그 수가 많아지고 있습니다. 혹시 내 아들한테 무슨 문제가 있는 건 아닌지 하는 생각 때문에 걱정스러울 때가 많습니다. 이렇게 어린 아이들한테서도 새치가 나는 경우가 있나요? 그리고 새치를 줄이기 위해 어떻게 해야 하는지에 대해서도 알고 싶습니다.

아이 머리에 새치가 난다니, 많이 걱정되시겠습니다. 어린이 새치는 백반증(白斑症)과 관련 있는 경우가 많습니다. 백반증이란 피부나 머리카락 색을 내는 멜라닌세포에 문제가 생겨 탈색됨으로써 희어지는 일종의 피부병입니다. 발병률은 1% 정도라고 알려져 있지요.

백반증인 경우에는 새치 부위의 피부도 함께 희어지는 경우가 많습니다. 따라서 아드님의 두피 부위도 그런지 한번 살펴보시기 바랍니다. 만일 두피도 희어졌다면 백반증으로 인한 새치가 확실합니다.

그와는 달리 피부가 아직 제 색을 내면서 머리카락만 새치가 나온 경우도 있습니다. 이것은 백반증 초기증상으로 두피는 그대로인 채 새치가 먼저 나왔을 수도 있습니다.

또한 백반증일 땐 두피뿐 아니라 피부 어느 부위건 탈색이 될 수 있습니다. 몸이 불편하지는 않으나 보기에 흉해 대개는 치료를 합니다.

백반증의 정확한 원인은 아직 밝혀지지 않았으나 유전적인 요인과 스트레스 등이 관계가 있을 것이라고 추정되고 있습니다. 어떤 원인에서건 일단 아이에게 새치가 생겨 점점 늘어나고 있다면 앞으로도 계속 증가할 가능성이 높습니다.

새치 치료의 특효약은 없고 최근 토코페롤 같은 항산화제 복용으로 효과를 본다는 보고가 있어 사용되는 경향이 있습니다. 그외의 치료법으로는 스테로이드, 비타민 B 복합체, 광선치료, 수술 등이 있습니다.

전문가와 상의해 보시고 아이에게 맞는 치료법을 선택하시기 바랍니다. 그리고 아이가 가급적 스트레스를 받지 않도록 조심하는 것이 좋습니다.

비듬이 심해져요

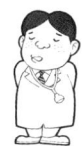

알려주세요

　20대 중반의 직장인입니다. 저는 겨울만 되면 많아지는 비듬 때문에 고민입니다. 어떤 때는 양복 위로도 내려 앉는 경우가 있어서 직장 동료들 보기에 민망할 때가 한두 번이 아닙니다. 또 여자친구한테서 머리를 잘 감지 않는다고 타박을 맞기도 합니다. 하지만 저는 머리를 거의 매일 감는 편으로 두피의 환경이 불결한 것은 아닙니다. 그런데도 이렇게 비듬이 줄어들지 모르니 답답합니다. 선생님의 좋은 조언을 듣고 싶군요.

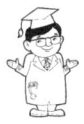
　정도만 다를 뿐이지, 비듬은 누구한테나 있습니다. 비듬이 생기는 원인부터 하나씩 살펴볼까요?

• 비듬은 왜 생길까?

비듬은 머리 피부의 각질층이 정상보다 빨리, 그리고 많이 떨어져 쌀겨처럼 일어나는 피부질환입니다. 지루성 피부인 사람에게서 많이 일어나며 아토피 피부염, 건선, 파마약이나 염색약으로 인한 접촉성 피부염 같은 피부질환이 있어도 비듬이 잘 생깁니다.

그외에 두피가 건강하지 않거나 호르몬, 곰팡이, 스트레스 등이 원인이 되어 나타나는 수도 있습니다. 사람의 일생 중 사춘기나 20대 초반에 가장 심합니다.

머리를 열심히 감아도 소용이 없다고요? 그런 사람들은 비듬을 없애려면 머리 감는 횟수보다는 '잘' 감는 게 중요하다는 사실을 명심할 필요가 있습니다.

• 어떻게 감아야 할까?

현재 시판되는 비듬치료용 샴푸는 곰팡이를 없애는 샴푸를 비롯해 타르, 징크, 셀레니움, 설파이드 등의 약성분이 포함된 약용 샴푸들이 있습니다. 비듬이 심할 땐 일반 샴푸와 약용 샴푸를 하루 걸러 한 번씩 교대로 사용하는 게 좋습니다.

머리는 두피를 긁지 말고 마사지하듯 감고 약용 샴푸를 쓰는 날엔 샴푸를 바르고 5분간 두었다가 물로 씻어야 합니다. 비듬이 좀 좋아지면 약용 샴푸는 1주일에 1~2번만 사용하면 됩니다.

처음 쓴 약용 샴푸가 효과가 없다면 종류를 바꿔 볼 필요가 있습니다. 예컨대 곰팡이가 문제일 땐 니조랄 같은 샴푸가 좋고 건선 비듬환자에겐 타르 샴푸가 효과적입니다. 약용 샴푸를 사용해도 효과가 없으면 피부과 전문의가 처방한 스테로이드 연고를 두피에 발라야 합니다.

식생활도 중요합니다. 유제품류의 섭취를 줄이고 아연, 비타민이 들어있는 식품을 많이 먹도록 해야 합니다. 또 육류보다는 생선류를 많이 먹는 것이 바람직합니다.

그리고 중요한 것은, 비듬은 단번에 치료하는 병이 아니라 늘 꾸준히 관리해야 하는 피부병임을 잊지 말아야 합니다.

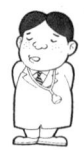

아기 머리가 빠져요

알 려 주 세 요

저에게는 이제 태어난 지 1개월 정도 된 조카가 있습니다. 그런데 조카가 탈모 증세를 보여 걱정이 됩니다. 신생아 탈모는 왜 일어나며, 심각한 증상인지, 답변을 듣고 싶습니다.

신생아에게 탈모 증상이 나타나는 경우는 극히 적지만 이 시기의 탈모증은 소아나 성인에게서 나타나는 것과는 상당히 다릅니다. 즉 생리적인 일과성의 탈모는 극히 흔한 것이지만, 병적인 것으로는 발생학적 이상에 기인한 선천성인 것이 비교적 많습니다. 특히 표피모반에 동반한 탈모증, 선천성 피부결손증, 선천성 외측부 탈모증 등이 나타날 수 있습니다. 또 분만시 외상에 의한 탈모증 등도 때로는 볼 수 있습니다. 몇 가지 사례를 소개해 보겠습니다.

예 1)　　**생후 3일, 여아**

　　생후 27일 쯤부터 앞머리에서부터 정수리에 걸쳐 빠르게 탈모되어 진료를 받은 경우입니다. 가족력상 특기사항이 없었고, 엄마가 임신중일 때 단백뇨가 있었습니다. 아기는 '만기 분만, 분만 정상, 출생시 체중 2400g' 이라는 기록을 가지고 있었고, 출생시 앞머리에서 정수리에 걸쳐 모발이 주변보다 희박했다고 합니다. 결국 그 희박한 부위에 거의 일치해서 탈모가 이루어졌습니다. 탈모는 앞머리의 중앙을 제외하고 정수리에 걸쳐 경계가 비교적 명확하게 인정되지만 아직 소량의 모발은 존재하고 있습니다.

　　　　　　　……▶ 임상진단 : 신생아의 생리적 탈모

예 2)　　**생후 5일, 남아**

　　출생시부터 왼쪽 머리에 탈모반이 있어서 치료를 받은 아기입니다. 가족력상 특기사항이 없었고, 엄마의 임신 경과 및 분만 과정도 정상으로, '진공(vacuum)' 유도는 하지 않았습니다. 출생시 체중 2,870g에 발육도 정상이었고 기형이나 기타의 이상도 없었습니다.

　　왼쪽 머리와 앞머리의 경계에도 이상은 없었습니다. 2.5×1.3cm 크기, 거의 이등변삼각형의 경계로 비교적 명확한 탈모반이 인지되었습니다. 중심부에 모발은 거의 없지만, 주변부에는 소량의 취모(lanugo)가 있었으며, 또 그 부위의 피부에는 탈모 이외의 이상은 없었습니다.

　　　　　　　……▶ 임상진단 : 선천성 측두부 탈모증

예 3)　3개월, 여아

앞머리에서 정수리에 걸쳐 활모양의 탈모반이 있어서 진료를 받았습니다. 가족력, 임신 경과에는 특기사항이 없었고 출생시 체중은 3,210g이었습니다. 분만시에 'vacuum'을 사용했지만 출생 다음 날부터 흡인부위가 짓물러서 이내 탈모되기 시작했습니다. 국소요법으로 약 1개월 만에 거의 치유가 되었는데 일부는 습윤, 가피 형성을 반복하다가 생후 2개월 만에 치유되었습니다. 이 기간 동안 흡인 부위에는 거의 모발은 없었지만 그 후 서서히 재생되어 생후 7개월째에는 일부에서만 탈모반이 인정되었습니다.

생후 7개월째의 국소소견은 정수리에서 오른쪽 앞머리, 옆머리에 걸쳐 직경 약 8cm의 원에 따라 일부에 반흔화한 활 모양의 완전 탈모반과 불완전한 탈모반이 인정되었습니다. 또 일부 탈모반의 내측에는 거의 평행한 활 모양의 탈모반이 2중 동심원상으로 인정되었습니다.

　　　　······▶ 임상진단 : vacuum에 의한 외상성 탈모증

이러한 신생아 탈모를 올바르게 이해하기 위해서는 태생기부터 출생 후에 걸친 모발의 생리적 변동을 알 필요가 있습니다.

모발의 발생은, 출생 4개월에 먼저 얼굴에 취모가 생기고, 5개월에 두발과 전신의 취모가 생깁니다. 6개월에 모발이 명료하게 되며 눈썹, 속눈썹이 생깁니다. 또 7~9개월 때에 모발의 교대가 있으며, 모발에서는 전두, 두정부의 털이 이 시기에 새로 바뀝니다.

9개월이 되면 얼굴과 복부의 취모는 거의 소실하고, 10개월에

이르면 위모는 견갑부와 상완 외측을 제외하고는 거의 소실합니다. 더욱이 출생 후 얼마 지나지 않아 후두부의 모발이 빠지고 새로 생깁니다.

또 출생기부터 생후 얼마 안 되었을 때는 모주기가 동조성(同調性)을 보이고 있지만 생후 수개월부터 1년까지는 점차로 동조성을 잃어버리고, 소위 모자이크형의 모주기를 보이게 됩니다.

출생시에는 모발의 80% 이상은 휴지기모로 특히 뒷머리에서 정수리의 모발은 모두 휴지기모이고, 앞머리 부위에서는 60%가 휴지기모라고 합니다. 따라서 휴지기모는 서서히 빠지고 새로 나든지, 또는 급속하게 빠져서 일시적으로 탈모 증세를 보입니다.

앞의 예 1)에서 소개된, 앞머리에서 정수리에 걸친 생리적 탈모는 통상 출생 전에 빠지고 새로 나는 취모가 생후까지 유지되면서 동시에 급격하게 빠지기 때문에 발생됩니다. 한편, 뒷머리에서 띠모양으로 탈모가 진행되는 것도 마찰에 의해 휴지기모의 탈모가 촉진되어 발생하는 것입니다. 생후 1~2개월이 지나서 이런 증상이 많이 나타납니다.

'선천성 측두부 탈모증'도 있습니다. 이것은 1905년에 처음으로 보고되었는데, 나타나는 경우가 매우 드뭅니다.

분만시 기계적 손상, 즉 분만 외상은 최근 현저히 감소했다고 하며 겸자(외과 수술용구의 하나. 가위 모양으로 조직 고정시 사용)를 별로 사용하지 않는 요즘, 외상성 탈모증은 찾아보기 힘듭니다. 최근 겸자 대신 vacuum이 보급되고 있는데 기구술식도 개량되고 통상의 사용으로 탈모가 생기는 일은 거의 없다고 생각됩니다.

이를 종합해 보면, 신생아 탈모는 대부분이 자연스러운 현상으로 크게 걱정할 일은 아니며, 그냥 놔두어도 일정 기간이 지나면 새 모발이 자랍니다.

가발을 쓰고 싶어요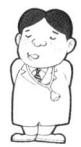

 알 려 주 세 요

20대 후반의 대학원생입니다. 저는 20대 초반부터 탈모가 진행되기 시작해 현재는 앞이마 부위에 많은 탈모가 일어났습니다. 아직 새파랗게 젊은 나이인데도, 머리가 벗겨진 '대머리'라 다른 사람들 앞에 나서는 일이 꺼려집니다. 그래서 생각다 못해 가발을 착용할까 하는 마음을 먹었습니다. 그런데 얼핏 듣기로는 가발도 잘못 선택하면 많은 부작용이 있다고 알고 있습니다. 가발은 어떤 것이 있고 선택은 어떻게 하는지 알려 주십시오.

가발 얘기를 들으니, 언젠가 신문에서 읽은 영국 대법관들의 '반란' 이야기가 떠오르는군요. 우리가 알고 있다시피, 영국은 아직도 대법관들이 복슬복슬한 흰 가발을 쓰고 17세기

풍의 검은 가운에, 무릎까지 오는 반바지, 실크스타킹과 버클 달린 구두를 신습니다. 영국뿐만 아니라 영국의 지배를 받았던 영연방 국가들은 다 이런 '강요된 전통'을 지키고 있지요.

홍콩 영화를 봐도 법정 장면에서 대법관들이 그런 차림으로 등장하는 걸 볼 수 있는데, 이유는 홍콩도 영국의 식민지였었기 때문입니다.

그런 대법관들이 노동당의 토니 블레어 정권 출범 후 특별한 경우가 아니면 거추장스러운 전통 법복 대신 간편한 양복을 입고 업무를 볼 수 있도록 허락해 달라는 청원을 의회에 제출했다고 합니다.

뿐만 아니라 입헌군주제를 채택하고 있는 그들은 아직도 여왕 앞에서는 엉덩이를 보이지 않도록 뒷걸음 쳐서 다닌다고 합니다. 그래서 전통 법복의 폐지와 함께 그런 전통을 포기하겠다고 발표했다나요?

곁가지가 좀 길어졌습니다만, 영국의 대법관들이 가발을 착용하는 것에서도 알 수 있듯이 옛날에는 가발을 장식용이라는 목적 말고도 신분의 위엄을 과시하는 용도로 많이 사용했습니다.

물론 대머리를 감추기 위해서도 가발을 착용했습니다. 기록으로 확인된 최초의 가발은 기원전 3000년 무렵에 등장한다고 합니다. 우리 나라에서는 『삼국사기』에 가발에 대한 언급이 있는 것으로 보아 적어도 삼국시대 때부터 가발을 착용했음을 알 수 있습니다.

예나 지금이나 대머리를 가리는 간편한 방법으로 가발 착용이 많이 이용되는 셈이지요. 그러나 질문자께서도 언급하셨듯이 가발은 함부로 착용하면 부작용에 시달릴 수 있습니다. 그러므로 자신의 모발 환경을 잘 살핀 뒤 인체에 해롭지 않은 가발을 선택해서 써야 합니다.

① 예전의 가발

아주 옛날에는 가발의 재료로 인간의 모발이나 양 또는 염소의 털, 혹은 종려나무의 잎이나 검은 천 등을 사용했다고 합니다. 그러나 현대에 들어와서는 크게 자연모와 인공모로 만든 것으로 나누어지게 되었습니다.

인형머리처럼 화학 섬유로 만든 인공모 가발은 부자연스러운 감이 있지만 가격이 싸다는 이점 때문에 널리 이용되기도 했습니다. 다른 사람의 모발로 만든 자연모 가발은 인공모 가발보다 덜 부자연스럽고 부작용도 적다는 이점이 있습니다. 이 때문에 비싼 가격에도 불구하고 이 가발 또한 수요가 많았습니다.

자연모 가발을 만들기 위해서는 당연히 사람의 모발이 있어야 합니다. 그래서 예전에는 생계가 어려운 여성들이 머리카락을 잘라서 파는 일도 종종 있었던 것입니다.

그러나 재료가 인공모든 자연모든 간에 가발은 비슷하게 만들어져왔습니다. 탈모된 부위에 맞게 디자인된 그물이나 실리콘 소재를 이용하여 바탕을 만들고 그 위에 인공모 혹은 자연모가 부착되어 있는 형태로 구성되었던 것입니다. 가발은 재료가 인공모인가 자연모인가에 따라서도 가격이 차이가 나지만 바탕이 그물이냐 실리콘이냐에 따라서도 차이가 납니다. 물론 실리콘 바탕이 더 비싼 것은 당연지사입니다. 그러니까 실리콘 바탕에 자연모가 심어진 가발이 가장 비싼 것이 되는 셈입니다.

그리고 가발을 탈모 부위에 부착할 때는 클립이나 접착제를 이용하곤 했습니다.

이때 가장 중요시되는 것은 얼마나 공기와 습기가 잘 통할 수 있는가 하는 문제입니다. 가발은 옷처럼 늘 몸에 착용하는 것이므로 통풍이 되어서 두피에서 나는 땀을 조절할 수 있어야 합니다. 그렇지 않으면 두피가 가려울 뿐만 아니라, 심한 경우에는 염증까지 생길 수 있기 때문입니다.

기존의 가발은 이러한 문제가 잘 해결되지 않았습니다. 그래서 오랫동안 착용하지 못하고 하루 중 어느 정도의 시간을 착용했으면 어느 정도의 시간은 반드시 벗어서 두피를 '해방' 시켜 주어야 했습니다. 그렇기 때문에 목욕이나 수영을 할 때 가발을 착용하는 것은 엄두도 낼 수 없었죠. 가발의 수명도 짧은 것은 물론입니다.

다음으로 중요시되는 것이 가발을 머리에 고정시키는 문제였습니다. 클립이나 접착제로 가발을 붙들어매는 것은 그 견고성을 보장할 수 없기 때문에 뜻하지 않은 경우에 가발이 벗겨지는 경우도 있었습니다.

또한 탈모된 부위에도 소량의 모발이 남아 있을 수 있는데, 가발을 부착했다 하더라도 그것들이 계속 자라기 때문에 자라는 속도에 따라 1~3개월 머리를 지속적으로 깎고 손질해야 합니다. 그렇게 남아 있는 모발을 손질한 후에 다시 가발을 죄어야 하는 번거로움이 있는 것입니다.

그래서 최근에는 이런 문제를 시정할 수 있는 가발들이 많이 개발되었습니다.

② 발전된 형태의 가발

최근에 나온 가발들은 무엇보다도 머리에 단단히 고정하는 점에 가장 많은 신경을 쓰고 있습니다. 원래의 자기 모발처럼 고정시킨다면 가발 착용으로 인한 시각적인 부자연스러움도 극복할 수 있고, 두피에 가하는 자극도 줄일 수 있기 때문입니다.

그 중에서 먼저 꼽을 수 있는 것이 자신에게 남아 있는 모발을 가지고 가발을 묶어버리는 방법입니다. 그러면 클립이나 접착제로 고정시키는 것보다 훨씬 견고합니다. 그래서 실제로 수영이나 목욕 시 벗을 필요가 없습니다.

그러나 여기에도 문제는 있습니다. 첫 번째로 묶는 역할을 해주는 모발도 점점 자란다는 것입니다. 때문에 정기적으로 관리를 해주어야 하며, 가발도 그때마다 새롭게 묶어야 하는 번거로움이 있습니다. 그리고 그 모발은 계속 묶여 있는 상태이기 때문에, 견인성(牽引性) 탈모가 생길 수도 있습니다.

그래서 또 새로 나온 것이 아예 가발을 머리에다 영구적으로 고정시키는 것입니다. 수술을 통해 가발을 두피에다 아예 심어버리는 것입니다. 그런데 결론부터 말하자면 이런 가발은 사용하지 않는 것이 좋습니다. 심한 고통이 있는 것은 물론 흉터가 생길 우려가 있고, 가발 속 두피에서 악취가 풍길 수도 있기 때문입니다.

이 외에 인공모를 두피에 직접 심는 방법도 있습니다. 모발과 비슷하게 만든, 나일론의 일종인 NIDO라는 인공 화학물을 두피에 직접 심는 '인공모 이식'이 그것입니다. 이것은 일종의 '모발 이식'에 속하긴 하지만 인공 모발을 심는다는 점에서, 앞에서 살펴본 자신의 뒷머리를 떼다가 심는 '자가모 이식'과는 다릅니다.

이 방법을 통하면 그야말로 영구적인 가발을 착용할 수가 있습니다. 그러나 이것도 마찬가지로 여러 문제점을 안고 있는데, 자연모보다 유연성이 떨어지고 열에 약하다는 점을 들 수 있습니다. 그래서 시간이 지나면 모발이 변형될 수가 있을 뿐만 아니라, 햇빛을 너무 오래 쬐거나 드라이기를 사용해도 손상을 입을 수 있습니다.

또한 심은 부위에서 이물질 반응을 일으켜 염증이 잘 일어나므로 이것 역시 이식 부위에 흉터가 생기는 문제가 있습니다. 뿐만 아니라 인조모는 자발적인 청결능력이 없기 때문에 인조모 밑으로 기름이나 먼지들이 계속 쌓입니다. 그러므로 지속적인 관리를 해주어야 합니다.

어쨌든 자연스럽고 영구적인 치료를 원하는 사람에게는 적합하지 않은 방법이라고 할 수 있습니다. 반면 머리에 큰 흉터가 있다든지 하는 경우에 한해서는 부분적으로 대안이 될 수도 있습니다.

한 가지를 덧붙이자면, 부작용이 많기 때문에 이 방법은 미국에서 공식적으로 시술하는 것을 금지하고 있습니다. 그래서 불법적으로 시술된다고 하는데, 일본에서는 비교적 많이 시행되고 있다고 알려져 있습니다. 이유는 일본 남성들이 대머리 치료를 위해서라면 그야말로 목숨까지 거는데, 일본에서는 '대머리'라는 단어가 '호색한'이라는 단어와 같은 뜻으로 쓰이기 때문이라고 합니다.

③ 올바른 가발 선택 요령

최근 들어 가발 관련 업체들이 부쩍 늘어났습니다. 단순히 제조 업체만 있는 것이 아니라, 가발의 판매서부터 시술, 그리고 정기적인 가발의 관리까지 종합적으로 책임지는 '가발 토털 관리 체인점' 까지 등장한 상황입니다.

이에 따라 다양한 가발이 나름대로의 장점을 자랑하면서 많이 소개되고 있습니다. 그러나 탈모로 고민인 사람들인 경우에는 한 순간 '멋' 이나 '개성' 을 위해 일시적으로 현란한 가발을 착용하는 것이 아니므로 좀더 꼼꼼하게 따져볼 필요가 있습니다.

업체들의 서비스 수준과 신용도는 물론이고 거기서 판매하는 가발에 대해서도 아주 자세히 알아보아야 합니다. 그렇지 않고 광고의 과장된 문구만 믿는다면 후회스러운 결과를 맛볼 수도 있습니다.

앞에서 소개한 가발들은 대체로 일시적으로는 유용하지만 영구적인 방법으로는 적합하지 않은 경우가 많습니다. 그러므로 정확한 지식을 바탕으로 자신의 상태나 사정에 알맞는 것을 찾아야 할 것입니다.

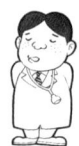

검은콩과 다시마가
정말 대머리에 효과가 있나요?

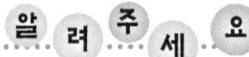

알려주세요

저희 집은 아버지와 두 오빠가 모두 대머리인, 흔히 말하는 '대머리' 집안입니다. 엄마는 두 아들이 대머리 때문에 장가도 못 갈까봐 이것저것 들은 풍월을 동원해 대머리에 좋다는 것은 오빠들에게 다 먹이고 시도해 봅니다. 얼마 전에는 검은콩과 다시마가 효과가 있다면서 오빠들에게 먹이더군요. 정말 이것들이 대머리에 효과가 있는지 알고 싶습니다.

대머리가 되는 사람은 보통 20대쯤부터 숱이 적어지고, 모발이 마치 어린 아이처럼 부드럽고 가늘어집니다. 많은 사람들은 이때 모발 관리를 철저히 하면 대머리를 방지하거나 상당기간 지연시킬 수 있다고 믿고 있지만 사실은 이와 다릅니다.

대머리 방지를 위해 검은콩이나 다시마를 먹는 등 식사요법을 하는 사람이 많지만 대부분 효과가 없습니다. 또 두피의 혈액순환을 촉진시키면 탈모가 예방된다고 두피를 손가락이나 빗 등으로 마사지 하는 사람도 많지만 역시 뚜렷한 효과를 기대하기 어렵습니다.

비를 맞으면 비 속 중금속 때문에 탈모가 촉진된다고 믿는 사람, 모자나 가발을 쓰면 탈모가 심해진다는 사람, 샴푸 대신 비누로만 머리를 감는 사람, 반대로 비누 대신 샴푸로만 머리를 감는 사람, 머리를 가급적 감지 않는 사람, 반대로 청결을 위해 매일 머리를 감는 사람 등 '대머리 방지법'도 제각각입니다.

이 방법들에 대해 비방도 많고 금기도 많지만, 공통된 결론은 어떻게 하든 장기적으로 탈모에 큰 영향을 미치지는 않는다는 것입니다.

탈모가 완전히 진행되면 머리카락을 심는 수술적인 방법외에는 다른 방법이 없습니다. 그러나 탈모 초기에 프로페시아나 미녹시딜제제 등을 이용해 치료하면 큰 효과를 볼 수는 있습니다.

적어도 6개월 이상 치료하면 약 60~80%가 머리카락이 새로나서, 탈모 면적이 눈에 띄게 줄어든다는 게 입증됐습니다. 성급하게 효과없다고 판단하고 약을 끊는 경우가 많은데, 전문의의 처방을 받아 최소 3개월 이상 꾸준히 약을 사용해야 합니다.

이렇게 과학적으로 효능이 입증된 경우를 제외하면 거의 효과가 없다고 보는 편이 적당합니다. 일부에서는 거액을 투자하면서까지 대머리 치료에 효과가 있다고 소문난 발모제나 건강식품을 사기도 하는데, 그런 것은 자칫 잘못하면 돈과 건강만 잃을 소지가 있습니다.

초기에는 과학적으로 효능이 입증된 약물을 사용하고, 탈모가 완전히 이루어진 경우에는 수술을 받는 것이 훨씬 현명합니다. 물론 이것도 반드시 전문가와 상의 끝에 결정을 해야 한다는 사실을 명심해야 합니다.

인슐린이 탈모에 영향을 주나요?

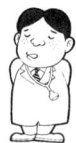

알 려 주 세 요

저는 37세의 주부입니다. 남편이 남성형 탈모증을 보이는지라 대머리와 관련된 소식만 있으면 관심을 갖게 됩니다. 최근 어디선가 인슐린 분비가 탈모와 깊은 관련이 있다는 기사를 읽은 기억이 납니다. 이것이 사실인지요. 사실이라면 구체적으로, 어떤 관계가 있는 것인지 알고 싶습니다.

예, 사실입니다. 탈모는 남성 호르몬으로 인하여 유발되는데, 췌장에서 분비되는 인슐린이 남성 호르몬 생성에 많은 영향을 주기 때문입니다. 그와 함께 몸의 모든 기본적인 기능을 조절하는 아이코사노이드(Eicosanoid) 계통의 호르몬들도 탈모에 영향을 줍니다.

인슐린은 우리 몸 속의 당분 혈중농도를 조절하는 중요한 호르몬입니다. 이 호르몬에 문제가 생기면 당뇨가 생긴다는 것은 누구나 잘 알고 있을 것입니다. 또한 인슐린은 호르몬의 기본 구성 성분 중 필수 지방산인 아라키돈산(Arachidonic Acid) 생성을 조절하는 기능도 합니다. 이 아라키돈산은 남성 호르몬을 이루는 기본 구성 산으로, 그 생성을 조절하면 남성 호르몬의 생성을 조절할 수 있는 결과가 초래됩니다. 즉 '인슐린 → 아라키돈산 → 남성 호르몬'으로 영향을 주기 때문에 남성 호르몬이 인슐린의 영향을 받는다고 하는 것입니다.

그리고 아이코사노이드 계통의 호르몬들은 우리 몸의 기본적인 기능을 관장하는 호르몬으로 모발의 구성 단백질인 케라틴의 생성을 조절하는 기능이 있습니다. 이 아이코사노이드 호르몬들도 아라키돈산의 생성과 비례하여 생성됩니다.

여기서 중요한 것이 인슐린인데, 인슐린은 체내 당의 혈중농도에 영향을 주기도 하지만 받기도 합니다. 그러므로 간접적인 음식 조절로 인슐린 호르몬 작용을 조절할 수 있습니다. 즉 음식요법으로 체내 당의 혈중농도를 조절하면 인슐린의 혈중농도를 조절할 수 있고, 그렇게 되면 남성 호르몬의 생성도 어느 정도 조절할 수 있다는 말입니다.

평소의 음식 섭취에서 인슐린 분비를 적절하게 조절하려면 식단의 비중에서 지방, 탄수화물, 단백질, 그리고 당분의 비율을 잘 조절해야 합니다. 그러면 인슐린 분비, 아이코사노이드 호르몬의 분비를 균형있게 하여 남성 호르몬의 생성을 직·간접적으로 조절할 수 있는 가능성이 있습니다.

　이러한 음식 조절 방법은 프로페시아 약 복용과 함께 하면 더 큰 효과를 가져옵니다. 테스토스테론의 생성 조절과 DHT 생성 조절을 함께 할 수 있기 때문에 탈모 예방 효과를 더욱 극대화할 수 있는 것입니다.

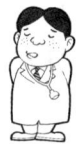

주근깨를 없애고 싶어요

주근깨 때문에 고민하는 여대생입니다. 얼굴에 적당히 있는 주근깨는 오히려 귀엽게 보일 수도 있지만, 저 같은 경우는 너무 심해서 보기에 흉할 정도입니다. 그래서 얼굴에 덕지덕지 나 있는 주근깨를 없애고 싶습니다. 주근깨도 수술로 없앨 수 있는지 알려주세요.

물론 없앨 수 있습니다. 주근깨는 황색 또는 흑갈색의 다양한 반점이 여러 가지 형태의 크기로 얼굴이나 목, 어깨, 손 등에 생기는 것을 말합니다. 마치 얼굴에 '죽은 깨'를 뿌려 놓은 것과 같다해서 '주근깨'라는 이름이 붙여진 것이지요.

대개 피부가 하얀 사람들에게서 잘 나타나고, 자외선이 강해지는 여름철에 두드러지게 됩니다. 반대로 겨울철에는 흐려지는 경향을 보이지요.

주근깨는 유전적 소인으로 인해 생기는 경우가 대부분입니다. 가족 중에 누군가 주근깨가 있는 경우에 발생되는 경우가 많아 다분히 가족력이 있음을 알 수 있습니다. 대개 초등학교 연령층에서 발생하고 사춘기로 접어들수록 점점 더 많아지며 색이 짙어지게 됩니다.

이러한 주근깨는 질문자께서도 말씀하셨듯이, 적당히 있으면 귀여운 이미지를 연출합니다. 우리들의 '캔디'나 '말괄량이 삐삐', 그리고 '빨강머리 앤' 등은 모두 얼굴에 주근깨가 뿌려져 있는 소녀들이었습니다. 주근깨가 그들의 이미지를 더욱 귀엽고 사랑스럽게 부각시켰었죠.

그렇지만, 그들은 하나같이 서양인이었습니다. 서양인들에게 주근깨는 너나 없이 있는 것이지만 동양인들에게 주근깨는 흔한 것이 아닙니다. 그래서 서양인들은 캔디나 삐삐처럼 주근깨가 있어도 의연할 수 있지만 동양인들은 그렇지 못한 경우가 많습니다. '보편적'이 아니기 때문입니다.

더구나 동양인들에게 언제부터 서구적인 '하얀 피부'는 선망의 대상이 된 듯 싶습니다. 그런 까닭에 더더욱 깨끗하고 맑은 피부를 갖고자 소망하는 여성들이 많아져 주근깨를 없애기 위해 피부과를 찾은 사람들이 적지 않게 있습니다.

주근깨 또한 레이저를 이용하여 치료합니다. 주근깨는 비교적 표피층에 있기 때문에 '큐 스위치 방식의 레이저'로 한 번 시술하면 깨끗이 치료됩니다. 물론 치료 후 몇 달간은 자외선 차단 크림을 사용하여 자외선을 차단해야 더욱 완벽한 효과를 얻을 수 있습니다.

문신도 지울 수 있나요?

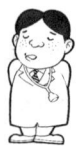

 알 려 주 세 요

저는 40대 남성인데, 혈기 왕성하던 10대 시절에 친구들과 의형제를 맺는다면서 양팔에 잔뜩 문신을 했었습니다. 젊을 때는 그게 그렇게 의식되지 않았으나 점차 나이가 들고 아이가 커가면서 고민거리가 되기 시작했습니다.

여름철에도 짧은 소매를 못 입는 것은 물론이요, 아이를 데리고 수영장이나 하다 못해 목욕탕도 갈 수 없어서 아빠로서 항상 미안한 마음입니다. 이런 차에 레이저를 이용해 문신을 깨끗이 제거할 수 있다는 소문을 듣게 되었습니다. 정말로 그럴 수 있다면 지금이라도 문신을 깨끗이 지워서 좀더 자유롭게 살고 싶습니다. 아이와 함께 해수욕장에도 가고 여름철에는 짧은 소매를 입고 태양 아래 당당히도 서고 싶습니다. 이런 저의 고민을 헤아리시고 도움 말씀 부탁드립니다.

문신은 피부 진피층 깊숙이 색소를 주입하여 피부에 무늬를 새겨놓는 것으로, 기원전 4000년 전에 이집트에서 처음 시행되었다고 합니다. 피부는 표피, 진피, 피하조직으로 이루어져 있고 표피는 계속 재생되고 탈락합니다. 그래서 표피층에 색소가 주입되면 탈락되어 없어지지만 진피층에 주입되면 거의 영구적으로 남게 되는 것입니다. 젊은 시절, 적지 않은 사람들이 젊은 날의 객기로 인해 문신을 새겨놓고 상담자처럼 후회하는 경우가 많습니다.

문신에 사용되는 원료로는 황화수은을 이용해 붉은색을 내거나 코발트로 푸른색, 티타늄·바륨으로 황색, 카드뮴으로 노란색을 냅니다. 그러나 우리 나라의 경우에는 90%가 먹물이나 잉크, 또는 연탄재 등의 검은색을 이용해 문신을 새깁니다.

간혹 문신을 한 사람들 중에는 후유증으로 고생하는 경우도 있습니다. 가령, 여성들의 경우 눈썹 문신을 많이 하는데, 눈썹 문신의 후유증으로 피부염, 흉터, 육아종이 발생해 피부과의 문을 급히 두드리기도 합니다.

문신도 레이저 시술로 치료할 수 있습니다. 이때는 '큐 스위치 앤디야그 레이저'가 사용되는데, 이걸 이용하여 꾸준히 치료하면 문신을 깨끗이 지울 수가 있습니다. 눈썹 문신인 경우, 그 흔적이 엷다면 1회의 치료로도 깨끗이 지우는 게 가능합니다.

그러므로 걱정하지 마시고, 레이저를 이용한 치료를 받으셔서 좀더 밝고 능동적인 삶을 사시기 바랍니다.

여드름이 너무 심해요

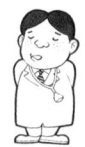

알려주세요

저는 올해 대학에 입학한 여학생입니다. 초등학교를 졸업할 무렵부터 얼굴에 나기 시작한 여드름이 아직까지도 없어지지 않아서 이렇게 상담실 문을 두드리게 되었습니다. 처음에는 대수롭지 않게 생각하여 사춘기가 지나면 없어지겠거니 했는데 없어지기는커녕 점점 더 심해져서 흉터까지 남은 지경입니다.

이런 것은 어떻게 치료하면 좋은지 알고 싶습니다.

대학 새내기시라니 고민이 많겠군요. 흔히 '청춘의 심볼' 이라고 하는 여드름은 내분비 호르몬의 부조화로 피지 분비가 많아져 모공 입구가 막히면서 염증이 생기는 것입니다. 잘못 짜거나 화농이 심해서 터지거나 하면 피부가 함몰되어 곰보같이 흉터가 남을 수 있습니다. 심한 경우에는 '켈로이드'라고 해서 흉터가 커지고 튀어나와 울퉁불퉁한 흉터를 남기는 경우도 있습니다.

이렇게 되면 평소에도 고민이 되지만 결혼이나 취업을 앞두고서는 정말 심각한 고민거리가 아닐 수 없게 됩니다. 한창 감수성이 민감한 10대인 경우에도 마찬가지입니다. 어른들 입장에서는 여드름은 10대에 당연히 생기는 거니까 걱정거리가 아닐 것 같지만, 10대의 입장에서는 대단한 고민거리로 작용합니다. 10대라면 외모에도 한창 민감할 때이니까요.

그래서 캐나다의 한 교수는 여드름으로 고민하는 10대가 암 진단으로 절망에 빠진 사람보다 더 많이 자살을 생각한다는 연구 결과를 발표하기도 했습니다. 그만큼 자기비하, 자기학대, 우울증 등을 유발한다는 것이지요.

여드름 치료에 있어서 중요한 것은 적절한 치료와 피부관리를 하는 것입니다. 혼자서 함부로 짜지 말고 피부과 의사의 처방 아래 먹는 약이나 바르는 약을 꾸준히 사용하고 피부를 청결한 상태로 유지하는 것입니다. 그렇게만 해도 흉터로 남는 것은 예방할 수 있습니다.

그러나 이미 흉터로 남아버린 것은 수술적 방법으로 제거해야 합니다. 현재 여드름을 제거하는 방법으로는 화학적 박피술과 피부 미세 연마술, 레이저 박피술, 피부이식 등 다양한 방법이 있습니다.

'기계적 박피술(dermabrasion)'은 기계로 흉터 주변의 피부를 갈아 줌으로써 흉터를 제거하는 방법인데, 그동안 가장 널리 사용되어 왔습니다. 그러나 마취를 해야 하고 출혈이 심하며 깊이 조절이 어려워 치료결과가 고르지 않은 단점이 있습니다.

또한 압력과 미세분말을 이용해 피부를 미세하게 갈아내는 피부미세 연마술(microdermabrasion)도 여러 차례 반복해야 하는 어려움이 있습니다.

이 밖에도 흉터가 아주 깊을 때에는 귀 뒷부분에서 피부를 떼어내 흉터에 이식한 다음 박피술을 하는 방법이 있고 흉터 하나하나에 약물을 침투시켜 피부가 돋아나게 하는 방법도 있습니다. 이 방법들도 역시 치료에 시간이 많이 걸린다는 단점이 있습니다.

이에 비해 레이저 박피술은 일반적인 박피술과 원리는 같으나 마취가 필요하지 않고 출혈과 2차 감염이 별로 없으며 회복시간도 짧습니다. 또한 섬세하게 흉터를 깎아낼 수 있어서 시술 결과가 보다 만족스럽습니다. 여드름 흉터 정도에 따라 다르긴 하지만 2~3개월 간격으로 1~3회 치료를 하면 좋은 결과를 얻을 수 있습니다.

제 **9** 장

탈모, 그 우울한 그림자를 떨치기 위해

- 머리카락 빡빡밀기를 통해 바라본 탈모의 사회적 측면
- 내가 만난 탈모증 환자들의 고민
- 탈모증 환자에 대한 가족, 사회의 편견

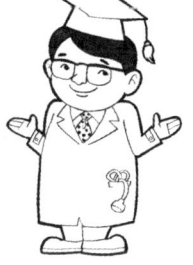

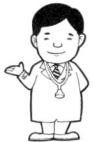

머리카락 빡빡밀기를 통해 바라본 탈모의 사회적 측면

머리카락을 빡빡 밀어 머리카락 한 올 보이지 않게 하는 것이 서양에서는 두발 패션의 하나로 자리잡고 있다. 그러나 그렇게 빡빡머리를 했다고 주위에서 혐오감을 표시하지는 않는다.

그만큼 보편적인 헤어 스타일의 하나로 자리 잡아 가고 있는 실정이다. '다양성의 옹호'라는 가치를 중요하게 생각하는 유럽인들은 누가 빡빡머리를 하든, 지글지글 볶든 간섭할 일이 아니라고 생각한다. 그러나 이 빡빡머리들만큼은 가끔씩 그들에게도 '혐오'의 대상이 되기도 하는데, 그 이유가 바로 '네오 나치'를 필두로 한 극우세력의 대열에 항상 이 빡빡머리(스킨헤드)들이 있기 때문이다.

그럼에도 불구하고 그들은 '머리카락 빡빡 밀기'와 같은 시도에 대해 우리보다는 훨씬 너그러운 태도를 가지고 있다.

머리를 빡빡으로 민 사람들 중에는 유명인들도 많다. 1997년과 1998년 연속 FIFA 최우수선수로 뽑히며 '98 프랑스 월드컵에서 시종

언론의 카메라 플래시를 받았던 브라질 대표팀의 호나우두도 빡빡머리였다. 농구 천재 마이클 조던도 마찬가지로 시원스런 빡빡머리 스타일을 고수하고 있다.

우리 나라에서는 인기 댄스 듀오 '클론'의 구준엽이 빡빡머리로 많은 사랑을 받았다. 이런 스타들의 두발 패션에 힘입어 자신 있게 머리를 밀고 다니는 남성들이 늘어나고 있다는 보도도 있다.

그러나 우리나라를 비롯한 일부 동양권 사회에서는 신체는 부모가 남겨 준 유산으로서 함부로 훼손하지 않으려는 유교적인 사회 분위기가 있다.

불교문화에서는 세속과 거리를 두려는 의미에서 삭발을 하게 되고, 시합을 앞둔 일부 운동선수들이나 고시를 준비하는 일부 고시생들도 일전에 대비한 비장한 각오를 하면서 머리를 빡빡 밀게 되며, 죄수들은 사회와 격리되면서 머리카락을 자르게 된다.

한때 우리 나라에서는 중고등학생에 대해서도 일반 사회인과의 구별을 위해 거의 빡빡머리에 가깝게 머리카락을 짧게 하였는데 이러한 풍토로 인해 우리 사회에서는 지극히 짧은 머리 스타일은 뭔가 사회로부터 격리된 듯한 느낌을 주고 그래서 눈길을 한번 더 주면서 경계심을 품게 만들게 된다.

빡빡머리 스타일이 보편적인 것으로 받아들여지는 나라에서는 탈모증 환자들이 치료비가 없거나 어떠한 치료에도 반응을 하지 않게 되면 이런 스타일을 하는 것도 그런대로 괜찮지만, 우리 나라 같은 경우는 그 같은 시도에 대해서도 이렇듯 엄격한 선입견을 지니고 있기 때문에 탈모증 환자들로서는 더욱 답답한 노릇이 아닐 수 없다.

내가 만난 탈모증 환자들의 고민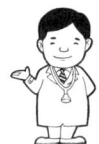

필자에게 찾아와 상담을 하면서 털어놓는 탈모증 환자들의 고충은 대개 비슷했다.

취직을 위해 면접시험을 보면서, 혹은 결혼을 위해 맞선을 보거나 아니면 사소한 미팅 자리에서조차도 환자들은 온갖 걱정을 다 하게 된다. 그러면서 나머지 머리카락으로 정성들여 탈모 부위를 가리거나 모자나 가발로 멋을 낸 양 애써 태연한 척하게 된다.

행여 바람이라도 불어 공들여 가린 부위가 노출되거나 가발인 것이 탄로나게 되거나 이런 자리에서는 모자를 벗어라 하는 말이 나오면 어떡하지?

사진을 찍어야 할 때, 학교 입학, 이력서, 여권, 각종 자격 시험을 위한 증명 사진은 배경 없이 모자를 벗고 찍어야만 한다. 가발을 쓰고 찍은 사진을 친구들이 보면서 '저건 가발이야' 라고 생각할 것을 떠올리면 끔찍하기만 하다.

푹푹 찌는 더운 날씨에 가발이나 모자를 푹 눌러 쓰고 있자니 너무 덥고, 벗자니 남들 이목이 있으니 어찌 하오리까?

목욕하기도 싫다. 생각만 해도 끔찍하다. 목욕탕에서는 다 벗어야 하는데 내 모습을 보기가 싫다.

가족들이 나를 집안의 문제아 취급을 하진 않을까?

치료를 받아도 빠지는 머리카락의 수가 변하지 않는데 율 브리너가 되는 것은 아닐까? 별다른 방법은 정말 없을까?

애인이 내 가발을 눈치 채면 변심할지도 몰라!

내 남편(아내)이 부부관계를 꺼리는 것은 탈모 때문이야!

부부관계 후에 탈모가 훨씬 심해지는 것 같다.

옆집에 놀러 갔다가 머리카락을 많이 빠뜨렸을 때, 내가 나온 후에 나를 어떻게 생각하게 될까 불안한 생각이 든다.

여럿이 모인 자리에서 누군가가 우리들 신체에 대한 이야기를 할 때 쥐구멍에라도 들어가고 싶은 생각이 든다.

탈모를 가려야겠는데 머리카락이 짧아 쭈뼛쭈뼛 서거나, 머리카락이 길어 구불구불 꼬아져서 효과적으로 가릴 수가 없을 때의 허탈감.

"너 머리가 왜 그래?" 만나는 사람마다 물어볼 때.

뒷머리에 탈모반이 생겼을 때, 사람들이 많이 모인 곳에 서있을 경우 사람들이 내 뒤통수만 째려보는 것 같다.

공원 잔디나 벤치에 앉은 연인의 무릎을 베개 삼아 누워 있는 모습을 자주 볼 수 있을 것이다. 그러면 또한 누워 있는 연인의 얼굴을 사랑스럽게 바라보며 머릿결을 매만지는 모습도 보게 될 것이다.

탈모증 환자들은 이런 모습을 보면서 어떤 생각들을 하게 될 것인가?
그야말로 고민스러울 것이다.

    왜 하필 나에게 이런 일이 벌어졌을까? 내가 무슨 죄를 지었기
때문일까? 내가 벌을 받고 있는 것일까?

탈모증 환자에 대한 가족, 사회의 편견

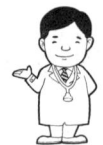

어린이들은 탈모증 환자 친구를 '대머리'라고 종종 놀리는 모양이다. 그 대머리라는 소리 때문에 원형탈모증을 앓는 어린이들의 마음은 너무도 괴롭다. 그래서 놀이방이나 유치원, 심지어 학교에 잘 가지 않으려고 한다.

탈모증 환자 친구를 별종으로 취급하는 어린이들은 "혹시 저 애와 같이 놀다 보면 옮지는 않을까?", "내가 저 아이와 같이 노는 것을 엄마가 싫어 하실거야." 등 온갖 생각들을 하기도 한다.

이러한 생각이 어른이라고 해서 전혀 없는 것은 아닐 것이며 오히려 어린이들보다 더 심각한 상황에 놓이게 되는 경우가 있다. "저 사람은 너무나 나이 들어 보여!" "대인관계는 원만히 할 수 있을까!", "애인은 있을까?", "일을 맡기면 잘해 낼 수 있을까?"

나는 이런 탈모증 환자들을 대하는 사람들에게 다음과 같은 말을 하고 싶다.

"탈모증 환자들은 일을 수행하는 능력에 문제가 있는 것이 아니라 단지 미용적인 문제가 조금 있으며 모발에 관련된 이야기에 조금 민감할 뿐이다."

탈모증이 심한 사람은 물론이고 한두 군데 조그만 탈모 병변이 있는 사람들도 그 탈모를 가리기 위해 머리를 길게 기르거나 헤어 스타일에 변화를 주며 모발에 대해 좀더 신경을 쓰게 된다.

탈모증의 정도가 심해지고 오래 지속될 경우에는 환자들의 성격이 내성적으로 되는 경향이 있다. 그러나 그들의 능력이 달라지는 것은 아니다. 탈모증 환자들에게 바라고 싶은 것은 탈모증이 없던 시절처럼 모든 것에 대해 자신감을 가지라는 것이다.

자신 없어 하는 모습을 사람들이 보게 되면 그들은 여러분을 능력 없는 사람으로 볼 수도 있기 때문이다.

가림출판사 · 가림M&B · 가림Let's에서 나온 책들

문 학

바늘구멍
켄 폴리트 지음 / 홍영의 옮김 / 신국판 / 342쪽 / 5,300원

레베카의 열쇠
켄 폴리트 지음 / 손연숙 옮김 / 신국판 / 492쪽 / 6,800원

암병선
니시무라 쥬코 지음 / 홍영의 옮김 / 신국판 / 300쪽 / 4,800원

첫키스한 애기 말해도 될까
김정미 외 7명 지음 / 신국판 / 228쪽 / 4,000원

사미인곡 上 · 中 · 下
김충호 지음 / 신국판 / 각 권 5,000원

이내의 끝자리
박수완 스님 지음 / 국판변형 / 132쪽 / 3,000원

너는 왜 나에게 다가서야 했는지
김충호 지음 / 국판변형 / 124쪽 / 3,000원

세계의 명언
편집부 엮음 / 신국판 / 322쪽 / 5,000원

여자가 알아야 101가지 지혜
제인 아서 엮음 / 지창국 옮김 / 4×6판 / 132쪽 / 5,000원

현명한 사람이 읽는 지혜로운 이야기
이정민 엮음 / 신국판 / 236쪽 / 6,500원

성공적인 표정이 당신을 바꾼다
마츠오 도오루 지음 / 홍영의 옮김 / 신국판 / 240쪽 / 7,500원

태양의 법
오오카와 류우호오 지음 / 민병수 옮김 / 신국판 / 246쪽 / 8,500원

영원의 법
오오카와 류우호오 지음 / 민병수 옮김 / 신국판 / 240쪽 / 8,000원

석가의 본심
오오카와 류우호오 지음 / 민병수 옮김 / 신국판 / 246쪽 / 10,000원

옛 사람들의 재치와 웃음
강형중 · 김경익 편저 / 신국판 / 316쪽 / 8,000원

지혜의 쉼터
쇼펜하우어 지음 / 김충호 엮음 / 4×6판 양장본 / 160쪽 / 4,300원

헤세가 너에게
헤르만 헤세 지음 / 홍영의 엮음 / 4×6판 양장본 / 144쪽 / 4,500원

사랑보다 소중한 삶의 의미
크리슈나무르티 지음 / 최윤영 엮음 / 신국판 / 180쪽 / 4,000원

장자-어찌하여 알 속에 털이 있다 하는가
홍영의 엮음 / 4×6판 / 180쪽 / 4,000원

논어-배우고 때로 익히면 즐겁지 아니한가
신도희 엮음 / 4×6판 / 180쪽 / 4,000원

맹자-가까이 있는데 어찌 먼 데서 구하려 하는가
홍영의 엮음 / 4×6판 / 180쪽 / 4,000원

아름다운 세상을 만드는 사랑의 메시지 365
DuMont monte Verlag 엮음 / 정성호 옮김 /
4×6판 변형 양장본 / 240쪽 / 8,000원

황금의 법
오오카와 류우호오 지음 / 민병수 옮김 / 신국판 / 320쪽 / 12,000원

왜 여자는 바람을 피우는가?
기젤라 룬테 지음 / 김현성 · 진정미 옮김 / 국판 / 200쪽 / 7,000원

건 강

식초건강요법 건강식품연구회 엮음 / 신재용(해성한의원 원장) 감수
가장 쉽게 구할 수 있고 경제적인 식품이면서 상상할 수 없을 정도로 뛰어난 약효를 지닌 식초의 모든 것을 담은 건강지침서!
신국판 / 224쪽 / 6,000원

아름다운 피부미용법 이순희(한독피부미용학원 원장) 지음
피부조직에 대한 기초 이론과 우리 몸의 생리를 알려줌으로써 아름다운 피부, 젊은 피부를 오래 유지할 수 있는 비결 제시!
신국판 / 296쪽 / 6,000원

버섯건강요법 김병각 외 6명 지음
종양 억제율 100%에 가까운 96.7%를 나타내는 기적의 약용버섯 등 신비의 버섯을 통하여 암을 치료하고 비만, 당뇨, 고혈압, 동맥경화 등 각종 성인병 예방을 위한 생활 건강 지침서!
신국판 / 286쪽 / 8,000원

성인병과 암을 정복하는 유기게르마늄
이상현 편저 / 캬오 샤오이 감수
최근 들어 각광을 받고 있는 새로운 치료제인 유기게르마늄을 통한 성인병, 각종 암의 치료에 대해 상세히 소개.
신국판 / 312쪽 / 9,000원

난치성 피부병 생약효소연구원 지음
현대의학으로도 치유불가능했던 난치성 피부병인 건선 · 아토피(태열)의 완치요법이 수록된 건강 지침서. 신국판 / 232쪽 / 7,500원

新 방약합편 정도명 편역
자신의 병을 알고 증세에 맞춰 스스로 처방을 할 수 있고 조제할 수 있는 보약 506가지 수록. 신국판 / 416쪽 / 15,000원

자연치료의학 오홍근(신경정신과 의학박사 · 자연의학박사) 지음
대한민국 최초의 자연의학박사가 밝힌 신비의 자연치료의학으로 자연산물을 이용하여 부작용 없이 치료하는 건강 생활 비법 공개!! 신국판 / 472쪽 / 15,000원

약초의 활용과 가정한방 이인성 지음
주변의 흔한 식물과 약초를 활용하여 각종 질병을 간편하게 예방 · 치료할 수 있는 비법제시. 신국판 / 384쪽 / 8,500원

역전의학 이시하라 유미 지음 / 유태종 감수
일반상식으로 알고 있는 건강상식에 대해 전혀 새로운 관점에서 비판하고 아울러 새로운 방법들을 제시한 건강 혁명 서적!!
신국판 / 286쪽 / 8,500원

이순희식 순수피부미용법 이순희(한독피부미용학원 원장) 지음
자신의 피부에 맞는 관리법으로 스스로 피부관리를 할 수 있는 방법을 제시하고 책 속 부록으로 천연팩 재료 사전과 피부 타입별 팩 고르기. 신국판 / 304쪽 / 7,000원

21세기 당뇨병 예방과 치료법 이현철(연세대 의대 내과 교수) 지음
세계 최초 유전자 치료법을 개발한 저자가 당뇨병과 대항하여 가장 확실하게 이길 수 있는 당뇨병에 대한 올바른 이론과 발병시 대처 방법을 상세히 수록! 신국판 / 360쪽 / 9,500원

신재용의 민의학 동의보감 신재용(해성한의원 원장) 지음
주변의 흔한 먹거리를 이용해 신비의 명약이나 보약으로 활용할 수 있는 건강 지침서로서 저자가 TV나 라디오에서 다 밝히지 못한 한방 및 민간요법까지 상세히 수록!! 신국판 / 476쪽 / 10,000원

치매 알면 치매 이긴다 배오성(백상한방병원 원장) 지음
B.O.S.요법으로 뇌세포의 기능을 활성화시키고 엔돌핀의 분비효과를 극대화시켜 증상에 맞는 한약 처방을 병행하여 치매를 치유하는 획기적인 치유법 제시. 신국판 / 312쪽 / 10,000원

21세기 건강혁명 밥상 위의 보약 생식 최경순 지음
항암식품으로, 다이어트식으로, 젊고 탄력적인 피부를 유지할 수 있게 해주는 자연스의으로의 생식을 소개하여 현대인들의 건강 길라 잡이가 되도록 하였다. 신국판 / 348쪽 / 9,800원

기치유와 기공수련 윤한흥(기치유 연구회 회장) 지음
누구나 노력만 하면 개발할 수 있고 활용할 수 있는 기 수련 방법과 기치유 개발 방법 소개. 신국판 / 340쪽 / 12,000원

만병의 근원 스트레스 원인과 퇴치 김지혁(김지혁한의원 원장) 지음
만병의 근원인 스트레스를 속속들이 파헤치고 예방법까지 속시원하게 제시!! 신국판 / 324쪽 / 9,500원

김종성 박사의 뇌졸중 119 김종성 지음
우리나라 사망원인 1위. 뇌졸중 분야의 최고 권위자인 저자가 일상생활에서의 건강관리부터 환자간호에 이르기까지 뇌졸중의 예방, 치료법 등 모든 것 수록. 신국판 / 356쪽 / 12,000원

탈모 예방과 모발 클리닉 장정훈 · 전재홍 지음
미용적인 측면과 우리가 일상적으로 고민하고 궁금해 하는 털에 관한 내용들을 다양하고 재미있게 예들을 들어가면서 흥미롭게 풀어간 것이 이 책의 특징. 신국판 / 252쪽 / 8,000원

구태규의 100% 성공 다이어트 구태규 지음
하이틴 영화배우의 다이어트 체험서. 저자만의 다이어트법을 제시하면서 바람직한 다이어트에 대해서도 알려준다. 건강하게 날씬해지고 싶은 사람들을 위한 필독서! 4×6배판 변형 / 240쪽 / 9,900원

암 예방과 치료법 이춘기 지음
암환자와 가족들을 위해서 암의 치료방법에서부터 합병증의 예방 및 암이 생기기 전에 알 수 있는 방법에 이르기까지 상세하게 해설해 놓은 책. 신국판 / 296쪽 / 11,000원

알기 쉬운 위장병 예방과 치료법 민영일 지음
소화기관인 위와 관련 기관들의 여러 질환을 발병 원인, 증상, 치료법을 중심으로 알기 쉽게 해설해 놓은 건강서.
신국판 / 328쪽 / 9,900원

이온 체내혁명 노보루 야마노이 지음 / 김병관 옮김
새로운 건강관리 이론으로 주목을 받고 있는 음이온을 통해 건강을 돌볼 수 있는 방법 제시. 신국판 / 272쪽 / 9,500원

어혈과 사혈요법 정지천 지음
침과 부항요법 등을 사용하여 모든 질병을 다스릴 수 방법과 우리 주변에서 흔하게 접할 수 있는 각 질병의 상황별 처치를 혈자리 그림과 함께 해설. 신국판 / 308쪽 / 12,000원

약손 경락마사지로 건강미인 만들기 고정환 지음
경락과 민족 고유의 정신 약손을 결합시킨 약손 성형경락 마사지로 수술하지 않고도 자신이 원하는 부위를 고치는 방법을 제시하는 건강 미용서. 4×6배판 변형 / 284쪽 / 15,000원

정유정의 LOVE DIET 정유정 지음
널리 알려진 온갖 다이어드 방법으로 살을 빼려고 노력했던 저자의 고통스러웠던 다이어트 체험담이 실려 있어 지금 살 때문에 고민하는 사람들이 가슴에 와 닿는 나만의 다이어트 계획을 나름대로 세울 수 있을 것이다. 4×6배판 변형 / 196쪽 / 10,500원

머리에서 발끝까지 예뻐지는 부분다이어트 신상만 · 김선민 지음
한약을 먹거나 침을 맞아 살을 빼는 방법, 아로마요법을 이용한 다이어트법, 운동을 이용한 부분만 해소법 등이 실려 있으므로 나에게 맞는 방법을 선택하여 날씬하고 예쁜 몸매를 만들 수 있을 것이다. 4×6배판 변형 / 196쪽 / 11,000원

알기 쉬운 심장병 119 박승정 지음
심장병에 관해 심장질환이 생기는 원인, 증상, 치료법을 중심으로 내용을 상세하게 해설해 놓은 건강서. 신국판 / 248쪽 / 9,000원

알기 쉬운 고혈압 119 이정균 지음
생활 속의 고혈압에 관해 일반인들이 관심을 가지고 예방할 수 있도록 고혈압의 원인, 증상, 합병증 등을 상세하게 해설해 놓은 건강서. 신국판 / 304쪽 / 10,000원

여성을 위한 부인과질환의 예방과 치료 차선희 지음
남들에게 말할 수 없는 증상들로 고민하고 있는 여성들을 위해
부인암, 골다공증, 빈혈 등 부인과질환을 원인 및 치료방법을 중심으로 설명한 여성건강 정보서. 신국판 / 304쪽 / 10,000원

알기 쉬운 아토피 119 이승규 · 임승엽 · 김문호 · 안유일 지음
감기처럼 흔하지만 암만큼 무서운 아토피 피부염의 원인에서부터 증상, 치료방법, 임상사례, 민간요법을 적용한 환자들의 경험담 등 수록. 신국판 / 232쪽 / 9,500원

120세에 도전한다 이권행 지음
아프지 않고 건강하게 오래 살기를 바라는 현대인들에게 우리 체질에 맞는 식생활습관, 심신 활동, 생활습관, 체질별 · 나이별 양생법을 소개. 장수하고픈 독자들의 궁금증을 풀어줄 것이다.
신국판 / 308쪽 / 11,000원

건강과 아름다움을 만드는 요가 정재식 지음
책을 보고서 집에서 혼자서도 할 수 있는 요가법 수록. 각종 질병에 따른 요가 수정체조법도 담았으며, 별책 부록으로 한눈에 보는 요가 차트 수록. 4×6배판 변형 / 224쪽 / 14,000원

우리 아이 건강하고 아름다운 롱다리 만들기 김성훈 지음
키 작은 우리 아이를 롱다리로 만드는 비법공개. 식사습관과 생활습관만의 변화로도 키를 크게 할 수 있으므로 키 작은 자녀를 둔 부모의 고민을 해결해 준다. 대국전판 / 236쪽 / 10,500원

알기 쉬운 허리디스크 예방과 치료 이종서 지음
전문가들의 의견, 허리병의 치료에서 가장 중요한 운동치료, 허리디스크와 요통에 관해 언론에서 잘못 소개한 기사나 과장 보도한 기사, 대상이 광범위함으로써 생기고 있는 사이비 의술 및 상업적인 의술을 시행하는 상업적인 병원 등을 소개함으로써 허리병을 앓고 있는 사람들에게 정확하고 올바른 지식을 전달하고자 하는 길라잡이서. 대국전판 / 336쪽 / 12,000원

소아과 전문의에게 듣는 알기 쉬운 소아과 119
신영규 · 이강우 · 최성항 지음
새내기 엄마, 아빠를 위해 올바른 육아법을 제시하고 각종 질병에 대한 치료법 및 예방법, 응급처치법을 소개.
4×6배판 변형 / 280쪽 / 14,000원

피가 맑아야 건강하게 오래 살 수 있다 김영찬 지음
현대인이 앓고 있는 고혈압, 당뇨병, 심장병 등은 피가 끈적거리고 혈관이 너덜거려서 생기는 질병이다. 이러한 성인병을 치료하려면 식이요법, 생활습관 개선 등을 통해 피를 맑게 해야 한다. 이 책에서는 피를 맑게 하기 위해 필요한 처방, 생활습관 개선법을 한의학적 관점에서 상세하게 설명하고 있다. 신국판 / 256쪽 / 10,000원

웰빙형 피부 미인을 만드는 나만의 셀프 피부건강 양해원 지음
모든 사람들이 관심 있어 하는 피부 관리를 집에서 할 수 있게 해주는 실용서. 집에서 간단하게 만들 수 있는 화장수, 팩 등을 소개하여 손안의 미용서 역할을 하고 있다. 대국전판 / 144쪽 / 10,000원

내 몸을 살리는 생활 속의 웰빙 힐링 식품 이승남 지음
암=사형 선고라는 고정 관념을 깨는 전제 아래 우리 밥상에서 흔히 볼 수 있는 먹거리로 임을 예방하며 치료하는 방법 소개. 암환자와 그 가족들에게 희망을 안겨 줄 것이다.
대국전판 / 248쪽 / 9,800원

마음한글, 느낌한글 박완식 지음
훈민정음의 창제원리를 이용한 한글명상, 한글요가, 한글체조로 지금까지의 창가나 명상과는 차원이 다른 더욱 더 효과적인 수련으로 이제 당신 앞에 새로운 세계가 펼쳐진다.
4×6배판 / 300쪽 / 15,000원

웰빙 동의보감식 발마사지 10분 최미희 지음, 신재용 감수
발이 병나면 몸에도 병이 생긴다. 우리 몸 중에서 가장 천대받으면서도 가장 많은 일을 하는 발을 새롭게 인식하는 추세에 맞추어 발을 가꾸어 건강을 지키는 방법 제시. 각 질병별 발마사지 방법, 부위를 구체적으로 설명하고 있다. 텔레비전을 보면서 하는 15분의 발마사지가 피로를 풀어주고 건강을 지켜줄 것이다.
4×6배판 변형 / 204쪽 / 13,000원

아름다운 몸, 건강한 몸을 위한 목욕 건강 30분 임하성 지음
우리가 흔히 대수롭지 않게 여기고 하는 습관 중에 하나가 목욕일 것이다. 그러나 이제 목욕도 건강과 관련시켜 올바른 방법으로 해

야 한다. 웰빙 시대, 웰빙 라이프에 맞는 올바른 목욕법을 피부 관리 및 우리들의 생활 패턴에 맞추어 제시해 본다.
대국전판 / 176쪽 / 9,500원

내가 만드는 한방생주스 60 김영섭 지음
일반적인 과일·야채 주스에 21가지 한약재로 기본 음료를 만들어 맛과 영양을 고루 갖춘 최초의 웰빙 한방 건강음료 만드는 법 60가지 수록!! 각 음료마다 만드는 법과 효능을 실어 우리 가족 건강을 지키는 건강지침서의 역할을 한다. 국판 / 112쪽 / 7,000원

몸을 살리는 건강식품 백은희·조창호·최양희 지음
스트레스에 시달리는 현대인들에게 자연 영양소를 공급해 주는 건강기능식품에 관한 상세한 정보를 담고 있다. 나에게 필요한 영양소는 어떤 것이 있으며, 어떻게 섭취를 했을 때 가장 큰 효과를 얻을 수 있는 지 등을 조목조목 설명해 놓은 것이 눈에 띈다.
신국판 / 376쪽 / 11,000원

건강도 키우고 성적도 올리는 자녀 건강 김진돈 지음
자녀를 둔 부모라면 가장 먼저 생각하는 것이 자녀의 건강일 것이다. 특히 수험생을 둔 부모라면 그 관심은 말로 단정지을 수 없다. 수험생 자신이나 부모가 알아야 할 평소 건강 관리법, 제일 이겨내기 힘든 계절 여름철 건강 관리법, 조심해야 할 질병들에 대해 예방법, 치료법과 함께 상세하게 소개하고 있다.
신국판 / 304쪽 / 12,000원

알기 쉬운 간질환 119 이관식 지음
간염이 있는 사람이 술잔을 돌릴 경우 간염이 전염될까? 우리는 간이 소중한 존재임을 알면서도 혹사시키는 일이 많다. 간염 전염 및 간경화, 간암 등에 대한 잘못된 지식을 제대로 잡아주고 간과 관련된 병을 예방하는 법, 병에 걸렸을 때 치료하고 관리하는 법 등을 상세히 수록하여 간을 건강하게 지킬 수 있도록 해준다.
신국판 / 268쪽 / 11,000원

교 육

우리 교육의 창조적 백색혁명
원상기 지음 / 신국판 / 206쪽 / 6,000원

현대생활과 체육
조창남 외 5명 공저 / 신국판 / 340쪽 / 10,000원

퍼펙트 MBA
IAE유학네트 지음 / 신국판 / 400쪽 / 12,000원

유학길라잡이 Ⅰ-미국편
IAE유학네트 지음 / 4×6배판 / 372쪽 / 13,900원

유학길라잡이 Ⅱ- 4개국편
IAE유학네트 지음 / 4×6배판 / 348쪽 / 13,900원

조기유학길라잡이.com
IAE유학네트 지음 / 4×6배판 / 428쪽 / 15,000원

현대인의 건강생활
박상호 외 5명 공저 / 4×6배판 / 268쪽 / 15,000원

천재아이로 키우는 두뇌훈련
나카마츠 요시로 지음 / 민병수 옮김
머리가 좋은 아이로 키우기 위한 환경 만들기, 식사, 운동 등 연령별 두뇌 훈련법 소개. 4×6배판 / 288쪽 / 9,500원

두뇌혁명 나카마츠 요시로 지음 / 민병수 옮김
『뇌내혁명』 하루야마 시게오의 추천작!! 어른들을 위한 두뇌 개발서로, 풍요로운 인생을 만들기 위한 '뇌'와 '몸' 자극법 제시.
4×6판 양장본 / 288쪽 / 12,000원

테마별 고사성어로 익히는 한자
김경익 지음 / 4×6배판 변형 / 248쪽 / 9,800원

生生 **공부비법** 이은승 지음
국내 최초 수학과외 수출의 주인공 이은승이 개발한 자기만의 맞춤식 공부학습법 소개. 공부도 하는 법을 알면 목표를 달성할 수 있다고 용기를 북돋우어 주는 실전 공부 비법서.
대국전판 / 272쪽 / 9,500원

자녀를 성공시키는 습관만들기 배은경 지음
성공하는 자녀를 꿈꾸는 부모들이 알아야 할 자녀 교육법 소개. 부모는 자녀 인생의 주연이 아님을 알아야 하며 부모의 좋은 습관, 건전한 생각이 자녀의 성공 인생을 가져온다는 내용을 담은 부모 및 자녀 모두를 위한 자기 계발서. 대국전판 / 232쪽 / 9,500원

한자능력검정시험 2급 한자능력검정시험연구위원회 편저
국어사전식 단어 배열, 내용을 쉽게 이해할 수 있도록 도와 주는 일러스트, 기출 문제의 완전 분석을 바탕으로 한 예상 문제 수록 등 한자능력검정시험 2급을 준비하는 사람들을 위한 완벽 대비서.
4×6배판 / 472쪽 / 18,000원

한자능력검정시험 6급 한자능력검정시험연구위원회 편저
국어사전식 단어 배열, 6급 한자 300자 따라 쓰기, 생활에서 활용할 수 있는 활용 한자 요점정리, 한자의 이해를 돕기 위한 일러스트와 유래 설명, 기출 문제를 완전 분석한 후 그에 따라 엄선한 예상문제 수록 등 6급 한자 익히기와 시험에 대비하는 모든 사람들을 위한 완벽 대비서. 4×6배판 / 168쪽 / 8,500원

한자능력검정시험 7급 한자능력검정시험연구위원회 편저
국어사전식 단어 배열, 각 한자 배우기에 도움이 되는 일러스트를 곁들이고 한자의 구성 원리를 설명해 놓아 한자 배우기가 재미있고 싶다. 또한 따라쓰기를 통해 한자 익히기를 완전히 끝낼 수 있도록 하였으며 활용 예문을 다양하게 예시해 놓았다.
4×6배판 / 152쪽 / 7,000원

한자능력검정시험 8급 한자능력검정시험연구위원회 편저
8급 한자 50자에 대해 각 한자 배우기에 도움이 되는 일러스트를 곁들이고 한자의 구성 원리를 설명해 놓아 한자 배우기가 재미있고 싶다. 또한 따라쓰기를 통해 기본 한자 익히기를 완전하게 끝낼 수 있도록 하였으며 기본 50개의 한자를 활용한 예문을 다양하게 예시해 놓았다. 4×6배판 / 112쪽 / 6,000원

취미·실용

김진국과 같이 배우는 와인의 세계 김진국 지음
포도주 역사에서 분류, 원료 포도의 종류와 재배, 양조·숙성·저장, 시음법, 어울리는 요리와 와인의 유통과 소비, 와인 시장의 현황과 전망, 와인 판매 요령, 와인의 보관과 재고의 회전, '와인 양조 비밀의 모든 것'을 동영상으로 담은 CD까지, 와인의 모든 것이 담긴 종합학습서. 국배판 변형양장본(올 컬러판) / 208쪽 / 30,000원

경제·경영

CEO가 될 수 있는 성공법칙 101가지
김승룡 편역 / 신국판 / 320쪽 / 9,500원

정보소프트 김승룡 지음 / 신국판 / 324쪽 / 6,000원

기획대사전 다카하시 겐코 지음 / 홍영의 옮김
기획에 관련된 모든 사항을 실례와 도표를 통하여 초보자에서 프로기획맨에 이르기까지 효율적으로 활용할 수 있도록 체계적으로 총망라하였다. 신국판 / 552쪽 / 19,500원

맞선창업·맞춤창업 BEST 74 양혜숙 지음
창업대행 현장 전문가가 추천하는 유망업종을 7가지 주제별로 나누어 수록한 맞춤창업서로 창업예비자들에게 창업의 길을 밝혀줄 발로 뛰면서 만든 실무 지침서!! 신국판 / 416쪽 / 12,000원

무자본, 무점포 창업! FAX 한 대면 성공한다
다카시로 고시 지음 / 홍영의 옮김 / 신국판 / 226쪽 / 7,500원

성공하는 기업의 인간경영 중소기업 노무 연구회 편저 / 홍영의 옮김
무한경쟁시대에서 각 기업들의 다양한 경영 실태 속에서 인사·노무 관리 개선에 있어서 기업의 효율을 높이고 발전을 이룰 수 있는 원칙을 제시. 신국판 / 368쪽 / 11,000원

21세기 IT가 세계를 지배한다 김광희 지음
21세기 화두로 떠오른 IT혁명의 경쟁력에 대해서 전문가의 논리적이고 철저한 해설과 더불어 매장 끝까지 실제 사례를 곁들여 설명.
신국판 / 380쪽 / 12,000원

경제기사로 부자아빠 만들기 김기태·신현태·박근수 공저
날마다 배달되는 경제기사를 꼼꼼히 챙겨보는 사람만이 현대생활에서 부자가 될 수 있다. 언론인의 현장감각과 학자의 전문성을 접목시킨 것이 이 책의 특성! 누구나 이 책을 읽고 경제원리를 체득, 경제예측을 할 수 있게 준비된 생활경제서.
신국판 / 388쪽 / 12,000원

포스트 PC의 주역 정보가전과 무선인터넷 김광희 지음
포스트 PC의 주역으로 급부상하고 있는 정보가전과 무선인터넷 그리고 이를 구현하기 위한 관련 테크놀러지를 체계적으로 소개.
신국판 / 356쪽 / 12,000원

성공하는 사람들의 마케팅 바이블 채수명 지음
최근의 이론을 보완하여 내놓은 마케팅 관련 실무서. 마케팅의 정보전략, 핵심요소, 컨설팅실무까지 저자의 노하우와 창의적인 이론이 결합된 마케팅서. 신국판 / 328쪽 / 12,000원

느린 비즈니스로 돌아가라
사카모토 게이이치 지음 / 정성호 옮김
미국식 스피드 경영에 익숙해져 현실의 오류를 간과하고 있는 사람들을 위해 어떻게 팔 것인가보다 무엇을 팔 것인가를 설명하는 마케팅 컨설턴트의 대안 제시서! 신국판 / 276쪽 / 9,000원

적은 돈으로 큰돈 벌 수 있는 부동산 재테크 이원재 지음
700만 원으로 부동산 재테크에 뛰어들어 100배 불린 저자가 부동산 재테크를 계획하고 있는 사람들이 반드시 알아두어야 할 내용을 경험담을 담아 해설해 놓은 경제서. 신국판 / 340쪽 / 12,000원

바이오혁명 이주영 지음
21세기 국가간 경쟁부문으로 새로이 떠오르고 있는 바이오혁명에 관한 기초지식을 언론사에 몸담고 있는 현직 기자가 아주 쉽게 해설해 놓은 바이오 가이드서. 바이오 관련 용어 해설 수록.
신국판 / 328쪽 / 12,000원

성공하는 사람들의 자기혁신 경영기술 채수명 지음
자기 계발을 통한 신지식 자기경영마인드를 갖추어야 한다는 전제 아래 그 방법을 자세하게 알려주는 자기계발 지침서.
신국판 / 344쪽 / 12,000원

CFO 교텐 토요오·타하라 오키시 지음 / 민병수 옮김
일반인들에게 생소한 용어인 CFO, 즉 최고 재무책임자의 역할이 지금까지와는 완전히 달라져야 한다. 기업을 이끌어가는 새로운 키값이로서의 CFO의 역할, 위상 등을 일본의 기업을 중심으로 하여 알아보고 바람직한 방향을 제시한다. 신국판 / 312쪽 / 12,000원

네트워크시대 네트워크마케딩 임몽학 지음
학력, 사회적 지위 등에 관계 없이 자신이 노력한 만큼 돈을 벌 수 있는 네트워크마케팅에 관해 일러주는 안내서.
신국판 / 376쪽 / 12,000원

성공리더의 7가지 조건
다이앤 트레이시·윌리엄 모건 지음 / 지창영 옮김
개인과 팀, 조직관계의 개선을 위한 방향제시 및 실천을 위한 안내자 역할을 해주는 책. 현장에서 활용할 수 있는 실용서.
신국판 / 360쪽 / 13,000원

김종결의 성공창업 김종결 지음
누구나 창업을 할 수는 있지만 아무나 돈을 버는 것은 아니다라는 전제 아래 중견 연기자로서, 음식점 사장님으로 성공한 탤런트 김종결의 성공비결을 통해 창업전략과 성공전략을 제시한다.
신국판 / 340쪽 / 12,000원

최적의 타이밍에 내 집 마련하는 기술 이원재 지음
부동산을 통한 재테크의 첫걸음 '내 집 마련'의 결정판. 체계적이고 한눈에 쏙 들어오는 '내 집 장만 과정'을 쉽게 풀어놓은 부동산재테크. 신국판 / 248쪽 / 10,500원

컨설팅 세일즈 Consulting sales 임동학 지음
발로 뛰는 넝쿨이 아니라 머리로 하는 영업이 질실히 요구되는 시대 상황에 맞추어 고객지향의 세일즈, 과제해결 세일즈, 구매자와 공급자 간에 서로 만족하는 세일즈법 제시.
대국전판 / 336쪽 / 13,000원

연봉 10억 만들기 김농주 지음
연봉으로 말해보는 임금을 재테크 하여 부자가 될 수 있는 방법 제시. 고액의 연봉을 받기 위해서 개인이 갖추어야 할 실무적 능력, 태도, 마음가짐, 재테크 수단 등을 각 주제에 따라 구체적으로 제시함으로써 부자를 꿈꾸는 사람들이 그 희망을 이룰 수 있게 해준다. 국판 / 216쪽 / 10,000원

주5일제 근무에 따른 한국형 주말창업 최효진 지음
우리나라 실정에 맞는 주말창업 아이템의 제시 및 창업시 필요한 정보를 얻을 수 있는 곳, 주의해야 할 점, 실전 인터넷 쇼핑몰 창업, 표준사업계획서 등을 수록하여 지금 당장이라도 내 사업을 할 수 있게 해주는 창업 길라잡이서.
신국판 변형 양장본 / 216쪽 / 10,000원

돈 되는 땅 돈 안되는 땅 김영준 지음
부동산 틈새시장에서 성공하는 투자 노하우를 신행정수도 예정지 및 고속철도 역세권 등 투자 유망지역을 중심으로 완벽하게 수록해 놓은 부동산 재테크서. 신국판 / 300쪽 / 13,000원

돈 버는 회사로 만들 수 있는 109가지
다카하시 도시노리 지음 / 민병수 옮김
회사경영에서 경영자가 꼭 알아야 할 기본 사항 수록. 내용이 항목별로 정리되어 있어 원하는 자료를 바로 찾아 볼 수 있는 것이 최대의 장점. 이 책을 통해서 불필요한 군살을 빼고 강한 근육질을 가진 돈 버는 회사를 만들어 보자. 신국판 / 344쪽 / 13,000원

프로는 디테일에 강하다 김미현 지음
탄탄하게 자리를 잡은 15군데 중소기업의 여성 CEO들이 회사를 운영하면서 겪은 어려움, 기쁨 등을 자서전 형식을 빌어 솔직 담백하게 얘기했다. 예비 창업자들을 위한 조언, 경영 철학, 성공 요인도 담고 있어 창업을 준비하는 사람들에게 도움이 될 것이다.
신국판 / 248쪽 / 9,000원

머니투데이 송복규 기자의 부동산으로 주머니돈 100배 만들기 송복규 지음
재테크 수단으로 새롭게 각광 받고 있는 부동산을 이용한 재산 증식 방법 수록. 부동산 재료별 특성에 따른 맞춤 투자전략을 제시하고 알아두면 편리한 부동산 상식도 알려준다. 현직 전문 기자의 예리한 분석과 최신 정보가 담겨 있는 부동산재테크 가이드서.
신국판 / 328쪽 / 13,000원

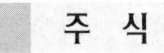

주 식

개미군단 대박맞이 주식투자
홍성걸(한양증권 투자분석팀 팀장) 지음 / 신국판 / 310쪽 / 9,500원

알고 하자! 돈 되는 주식투자
이길영 외 2명 공저 / 신국판 / 388쪽 / 12,500원

항상 당하기만 하는 개미들의 매도·매수타이밍 999% 적중 노하우
강경무 지음 / 신국판 / 336쪽 / 12,000원

부자 만들기 주식성공클리닉
이창희 지음 / 신국판 / 372쪽 / 11,500원

선물·옵션 이론과 실전매매
이창희 지음 / 신국판 / 372쪽 / 12,000원

너무나 쉬워 재미있는 주가차트
홍성무 지음 / 4×6배판 / 216쪽 / 15,000원

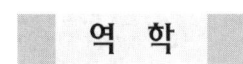

역 학

역리종합 만세력 정도명 편저 / 신국판 / 532쪽 / 10,500원

작명대전 정보국 지음 / 신국판 / 460쪽 / 12,000원

하락이수 해설 이천교 편저 / 신국판 / 620쪽 / 27,000원

현대인의 창조적 관상과 수상
백운산 지음 / 신국판 / 344쪽 / 9,000원

대운용신영부적 정재원 지음 / 신국판 양장본 / 750쪽 / 39,000원

사주비결활용법 이세진 지음 / 신국판 / 392쪽 / 12,000원

컴퓨터세대를 위한 **新 성명학대전**
박용찬 지음 / 신국판 / 388쪽 / 11,000원

길흉화복 꿈풀이 비법 백운산 지음 / 신국판 / 410쪽 / 12,000원

새천년 작명컨설팅 정재원 지음 / 신국판 / 470쪽 / 13,000원

백운산의 신세대 궁합 백운산 지음 / 신국판 / 304쪽 / 9,500원

동자삼 작명학 남시모 지음 / 신국판 / 496쪽 / 15,000원

구성학의 기초 문길여 지음 / 신국판 / 412쪽 / 12,000원

개. 내 손으로 간결하고 명확한 고소장 · 항소장 · 상고장 등 형사소송서식을 작성할 수 있다. 형사소송 관련 서식 CD 수록.
신국판 / 304쪽 / 13,000원

변호사 없이 당당히 이길 수 있는 민사소송 김대환 지음
민사, 호적과 가사를 포함한 생활과 밀접한 관련이 있는 생활법률 전반을 보통 사람들이 가장 궁금해하는 내용을 위주로 하여 사례를 들어가며 아주 쉽게 풀어놓은 민사 실무서.
신국판 / 412쪽 / 14,500원

혼자서 해결할 수 있는 교통사고 Q&A 조명원(변호사) 지음
현실에서 본인이 아무리 원하지 않더라도 운명처럼 누구에게나 닥칠 수 있는 교통사고 문제를 사례, 각급 법원의 주요 판례와 함께 정리하여 일반인들도 쉽게 이해할 수 있도록 내용 구성.
신국판 / 336쪽 / 12,000원

법률 일반

여성을 위한 성범죄 법률상식 조명원(변호사) 지음
성희롱에서 성폭력범죄까지 여성이었기 때문에 특히 말 못하고 당해야만 했던 이 땅의 여성들을 위한 성범죄 법률상식서. 사례별 법적 대응방법 제시. 신국판 / 248쪽 / 8,000원

아파트 난방비 75% 절감방법 고영근 지음
예비역 공군소장이 잘못 부과된 아파트 난방비를 최고 75%까지 줄일 수 있는 방법을 구체적인 법적 근거를 토대로 작성한 아파트 난방비 절감방법 제시. 신국판 / 238쪽 / 8,000원

일반인이 꼭 알아야 할 절세전략 173선 최성호(공인회계사) 지음
세법을 제대로 알면 돈이 보인다. 현직 공인중개사가 알려주는 합법적으로 세금을 덜 내고 돈을 버는 절세전략의 모든 것!
신국판 / 392쪽 / 12,000원

변호사와 함께하는 부동산 경매 최환주(변호사) 지음
새 상가건물임대차보호법에 따른 권리분석과 채무자나 세입자의 권리방어기법은 제시한다. 또한 새 민사집행법에 따른 각 사례별 해설도 수록. 신국판 / 404쪽 / 13,000원

혼자서 쉽고 빠르게 할 수 있는 소액재판 김재용 · 김종철 공저
나홀로 소액재판을 할 수 있도록 소장작성에서 판결까지의 실제 재판과정을 상세하게 수록하여 이 책 한 권이면 모든 것을 완벽하게 해결할 수 있다. 신국판 / 312쪽 / 9,500원

"술 한 잔 사겠다"는 말에서 찾아보는 채권 · 채무 변환철(변호사) 지음
일반인들이 꼭 알아야 할 채권 · 채무에 관한 법률 사항을 빠짐없이 수록. 신국판 / 408쪽 / 13,000원

알기쉬운 부동산 세무 길라잡이 이건우(세무서 재산계장) 지음
부동산에 관련된 모든 세금을 알기 쉽게 단계별로 해설. 합리적이고 탈세가 아닌 적법한 절세법 제시. 신국판 / 400쪽 / 13,000원

알기쉬운 어음, 수표 길라잡이 변환철(변호사) 지음
어음, 수표의 발행에서부터 도난 또는 분실의 경우의 공시최고와 제권판결에 이르기까지 어음, 수표 관련 법률사항을 쉽고도 상세하게 압축해 놓은 생활법률서. 신국판 / 328쪽 / 11,000원

제조물책임법 강동근(변호사) · 윤종성(검사) 공저
제품의 설계, 제조, 표시상의 결함으로 소비자가 피해를 입었을 때 제조업자가 배상책임을 져야 하는 제조물책임 시대를 맞아 제조업자가 갖춰야 할 법률적 지식을 조목조목 설명해 놓은 법률서.
신국판 / 368쪽 / 13,000원

알기 쉬운 주5일근무에 따른 임금 · 연봉제 실무
문강분(공인노무사) 지음
최근의 행정해석과 판례를 중심으로 임금관련 문제를 정리하고 기업에서 관심이 많은 연봉제 및 성과배분제, 비정규직문제, 여성근로자문제 등의 이슈들과 주40시간제 법개정, 퇴직연금제 도입 등 최근의 시행령 개정사항을 모두 수록한 임금 · 연봉제실무 지침서. 4×6배판 변형 / 544쪽 / 35,000원

변호사 없이 당당히 이길 수 있는 형사소송 김대환 지음
우리 생활과 함께 숨쉬는 형사법 서식을 구체적인 사례와 함께 소

생활법률

부동산 생활법률의 기본지식 대한법률연구회 지음 / 김원중(변호사) 감수 / 신국판 / 480쪽 / 12,000원

고소장 · 내용증명 생활법률의 기본지식
하태웅(변호사) 지음 / 신국판 / 440쪽 / 12,000원

노동 관련 생활법률의 기본지식
남동희(공인노무사) 지음 / 신국판 / 528쪽 / 14,000원

외국인 근로자 생활법률의 기본지식
남동희(공인노무사) 지음 / 신국판 / 400쪽 / 12,000원

계약작성 생활법률의 기본지식
이상도(변호사) 지음 / 신국판 / 560쪽 / 14,500원

지적재산 생활법률의 기본지식
이상도(변호사) · 조의제(변리사) 공저 / 신국판 / 496쪽 / 14,000원

부당노동행위와 부당해고 생활법률의 기본지식
박영수(공인노무사) 지음 / 신국판 / 432쪽 / 14,000원

주택 · 상가임대차 생활법률의 기본지식
김운용(변호사) 지음 / 신국판 / 480쪽 / 14,000원

하도급거래 생활법률의 기본지식
김진흥(변호사) 지음 / 신국판 / 440쪽 / 14,000원

이혼소송과 재산분할 생활법률의 기본지식
박동섭(변호사) 지음 / 신국판 / 460쪽 / 14,000원

부동산등기 생활법률의 기본지식
정상태(법무사) 지음 / 신국판 / 456쪽 / 14,000원

기업경영 생활법률의 기본지식
안동섭(단국대 교수) 지음 / 신국판 / 466쪽 / 14,000원

교통사고 생활법률의 기본지식
박정무(변호사) · 전병찬 공저 / 신국판 / 480쪽 / 14,000원

소송서식 생활법률의 기본지식
김대환 지음 / 신국판 / 480쪽 / 14,000원

호적 · 가사소송 생활법률의 기본지식
정주수(법무사) 지음 / 신국판 / 516쪽 / 14,000원

상속과 세금 생활법률의 기본지식
박동섭(변호사) 지음 / 신국판 / 480쪽 / 14,000원

담보 · 보증 생활법률의 기본지식
류창호(법학박사) 지음 / 신국판 / 436쪽 / 14,000원

소비자보호 생활법률의 기본지식
김성천(법학박사) 지음 / 신국판 / 504쪽 / 15,000원

판결 · 공정증서 생활법률의 기본지식
정상태(법무사) 지음 / 신국판 / 312쪽 / 13,000원

처 세

성공적인 삶을 추구하는 여성들에게 우먼파워
조안 커너 · 모이라 레이너 공저 / 지창영 옮김
사회의 여성을 향한 냉대와 편견의 벽을 깨뜨리고 성공적인 삶을
이루려는 여성들이 갖추어야 할 자세 및 삶의 이정표 제시!!
신국판 / 352쪽 / 8,800원

聽 이익이 되는 말 話 손해가 되는 말
우메시마 미요 지음 / 정성호 옮김
직장이나 집안에서 언제나 주고받는 일상의 화제를 모아 실음으로
써 대화의 참의미를 깨닫고 비즈니스를 성공적으로 이끌기 위한
대화술을 키우는 방법 제시!! 신국판 / 304쪽 / 9,000원

성공하는 사람들의 화술테크닉 민영욱 지음
개인간의 사적인 대화에서부터 대중을 위한 공적인 강연에 이르기
까지 어떻게 말하고 어떻게 스피치를 할 것인가에 관한 지침서.
신국판 / 320쪽 / 9,500원

부자들의 생활습관 가난한 사람들의 생활습관
다케우치 야스오 지음 / 홍영의 옮김
경제학의 발상을 기본으로 하여 사람들이 살아가면서 생활에서 생
각해 볼 수 있는 이익을 보는 생활습관과 손해를 보는 생활습관을
수록, 독자 자신에게 맞는 생활습관의 기본 전략을 설계할 수 있도
록 제시. 신국판 / 320쪽 / 9,800원

코끼리 귀를 당긴 원숭이-히딩크식 창의력을 배우자
강충인 지음
코끼리와 원숭이의 우화를 히딩크의 창조적 경영기법과 리더십에
대비하여 자기혁신, 기업혁신을 꾀하는 창의력 개발법을 제시.
신국판 / 208쪽 / 8,500원

성공하려면 유머와 위트로 무장하라 민영욱 지음
21세기에 들어 새로운 추세를 형성하고 있는 말 잘하기. 이러한 추
세에 맞추어 현재 스피치 강사로 활약하고 있는 저자가 말을 잘하
는 방법과 유머와 위트를 만들고 즐기는 방법을 제시한다.
신국판 / 292쪽 / 9,500원

동소몽의 오뚝이전략 조창남 편저
중국 역사상 정치 · 경제 · 학문 등의 분야에서 최고 위치에 오른
리더들의 인재활용, 상황 극복법 등 처세 전략 · 전술을 통해 이 시
대의 성공인으로 자리매김하는 해법 제시. 신국판 / 304쪽 / 9,500원

노무현 화술과 화법을 통한 이미지 변화 이현정 지음
현재 불교방송에서 활동하고 있는 이현정 아나운서의 화술 길라잡
이서, 노무현 대통령의 독특한 화술과 화법을 통해 리더로서, 성공
인으로서 갖추어야 할 화술 화법을 배우는 화술 실용서.
신국판 / 320쪽 / 10,000원

성공하는 사람들의 토론의 법칙 민영욱 지음
다양한 사람들의 다양한 욕구를 하나로 응집시키는 수단으로 등장
하고 있는 토론에 관해 간단하고 쉽게 제시한 토론 길라잡이서.
신국판 / 280쪽 / 9,500원

사람은 칭찬을 먹고산다 민영욱 지음
현대에서 성공하는 사람으로 남기 위해서는 남을 칭찬할 줄도 알
아야 한다. 성공하는 사람이 되기 위해서 알아야 할 칭찬 스피치의
기법, 특징 등을 실생활에 적용해 설명해놓은 성공처세 지침서.
신국판 / 268쪽 / 9,500원

사과의 기술 김농주 지음
미안하다는 말에 인색한 한국인들에게 "I sorry."가 성공을 위한
처세 기법으로 다가온다. 직장, 가정 등 다양한 환경에서 사과 한
마디의 의미, 기능을 알아보고 효율성을 가진 사과가 되기 위해 갖
추어야 할 조건을 제시한다. 신국판 변형 양장본 / 200쪽 / 10,000원

취업 경쟁력을 높여라 김농주 지음
각 기업별 특성 및 취업 정보 분석과 예비 취업자의 능력 개발, 자
신의 적성에 맞는 직종과 직장을 잡는 법을 상세하게 수록.
신국판 / 280쪽 / 12,000원

명 상

명상으로 얻는 깨달음 달라이 라마 지음 / 지창영 옮김
티베트의 정신적 지도자이자 실질적 지도자인 달라이 라마의 수많
은 가르침 가운데 현대인에게 필요하고 있는 인내에 대한 이야
기. 국판 / 320쪽 / 9,000원

어 학

2진법 영어 이상도 지음
2진법 영어의 비결을 통해서 기존 영어학습 방법의 단점을 말끔히
해소시켜 주는 최초로 공개되는 고효율 영어학습 방법. 적은 시간
을 투자하여 영어의 모든 것을 획기적으로 향상시킬 수 있는 비법
을 제시한다. 4×6배판 변형 / 328쪽 / 13,000원

한 방으로 끝내는 영어 고제윤 지음
일상생활에서의 이야기를 바탕으로 하는 영어강의로 영어문법은
재미없고 지루하다고 생각하는 이 땅의 모든 사람들의 상식을 깨
면서 학습 효과를 높이기 위한 공부방법을 제시하는 새로운 영어
학습서. 신국판 / 316쪽 / 9,800원

한 방으로 끝내는 영단어 김승엽 지음 / 김수경 · 카렌다 감수
일상생활에서 우리가 무심보 던지는 영어 한마디가 당신의 영어수
준을 드러낸다는 사실을 깨닫게 하는 영어 실용서. 풍부한 예문을
통해 참영어를 배우겠다는 사람, 무역업이나 관광 안내업에 종사
하는 사람, 영어권 나라로 이민을 가려는 사람들에게 많은 도움을
줄 것이다. 4×6배판 변형 / 236쪽 / 9,800원

해도해도 안 되던 영어회화 하루에 30분씩 90일이면 끝낸다
Carrot Korea 편집부 지음
온라인과 오프라인을 넘나들면서 영어학습자들의 각광을 받고 있
는 린다의 현지 생활 영어 수록. 교과서에서 배울 수 없었던 생생
한 실생활 영어를 90일 학습으로 모두 끝낼 수 있다.
4×6배판 변형 / 260쪽 / 11,000원

바로 활용할 수 있는 기초생활영어 김수경 지음
다양한 상황에 대처할 수 있도록 인사나 감정 표현, 전화나 교통,
장소 및 기타 여러 사항에 관한 기초생활영어를 총망라.
신국판 / 240쪽 / 10,000원

바로 활용할 수 있는 비즈니스영어 김수경 지음
해외 출장시, 외국의 바이어 접견시 기본적으로 사용할 수 있는 상
황별 센텐스를 수록하여 해외 출장 준비 및 외국 바이어 접견을 완
벽하게 끝낼 수 있게 했다. 신국판 / 252쪽 / 10,000원

생존영어55 홍일록 지음
살아 있는 영어를 익힐 수 있는 기회 제공. 반드시 알이야 할 핵심
센텐스를 저자가 미국 현지에서 겪었던 황당한 사건들과 함께 수
록, 재미도 느낄 수 있다. 신국판 / 224쪽 / 8,500원

필수 여행영어회화 한현숙 지음
해외로 여행을 갔을 때 원어민에게 바로 통할 수 있는 발음 수록.
자신 있고 당당한 자기표현으로 즐거운 여행을 할 수 있도록 손안
의 가이드 역할을 해줄 것이다. 4×6판 변형 / 328쪽 / 7,000원

필수 여행일어회화 윤영자 지음
가깝고도 먼 나라라고 흔히 말해지는 일본을 제대로 알기 위해 노
력하는 사람들에게 손안의 가이드 역할을 하는 실전 일어회화집.
일어 초보자들을 위한 한글 발음 표기 및 필수 단어 수록.
4×6판 변형 / 264쪽 / 6,500원

필수 여행중국어회화 이은진 지음
중국에서의 생활이나 여행에 꼭 필요한 상황별 회화, 반드시 알아
야 할 1500여 개의 단어에 한자병음과 우리말 표기를 원음에 가깝
게 달아 놓았으므로 든든한 도우미가 되어 줄 것이다.
4×6판 변형 / 256쪽 / 7,000원

영어로 배우는 중국어 김승엽 지음
중국으로 여행을 가거나 출장을 가는 사람들이 알아두어야 할 기

초 생활 회화와 여행 회화를 영어, 중국어 동시에 익힐 수 있게 내용을 구성. 신국판 / 216쪽 / 9,000원

필수 여행스페인어회화 유연창 지음
은행, 병원, 교통 수단 이용하기 등 외국에서 직접적으로 맞닥뜨리게 되는 상황을 설정하여 바로바로 도움을 받을 수 있게 간단한 회화를 한글 발음 표기와 같이 수록하여 손안의 도우미 역할을 해줄 것이다. 4×6판 변형 / 288쪽 / 7,000원

바로 활용할 수 있는 홈스테이 영어 김형주 지음
일반 가정생활, 학교생활에서 꼭 알아야 할 상황별 회화 · 문법 · 단어를 수록, 유학생활 동안 원어민 가족과 살면서 영어를 좀더 쉽게 배울 수 있도록 알려주는 안내서. 신국판 / 184쪽 / 9,000원

레포츠

수열이의 브라질 축구 탐방 삼바 축구, 그들은 강하다 이수열 지음
축구에 대한 관심만으로 각 나라의 축구팀, 특히 브라질 축구팀에 애정을 가지고 브라질 축구팀의 전력 및 각 선수들의 장단점을 나름대로 분석하고 연구하여 자신의 의견을 피력하고 있는 축구 길라잡이서. 신국판 / 280쪽 / 8,500원

마라톤, 그 아름다운 도전을 향하여 빌 로저스 · 프리실라 웰치 · 조 헨더슨 공저 / 오인환 감수 / 지창영 옮김
마라톤에 입문하고자 하는 초보 주자들을 위한 마라톤 가이드서. 올바르게 달리는 법, 음식 조절법, 달리기 전 준비운동, 주자에게 맞는 프로그램 짜기, 부상 예방법을 상세하게 설명하고 있다. 4×6배판 / 320쪽 / 15,000원

퍼팅 메커닉 이근택 지음
감각에 의존하는 기존 방식의 퍼팅은 이제 그만!! 저자 특유의 과학적 이론을 신체근육 운동학에 접목시켜 몸의 무리를 최소한으로 덜고 최대한의 정확성과 거리감을 갖게 하는 새로운 퍼팅 메커닉 북. 4×6배판 변형 / 192쪽 / 18,000원

아마골프 가이드 정영호 지음
골프를 처음 시작하는 모든 아마추어 골퍼를 위해 보다 쉽고 빠르게 이해할 수 있도록 내용이 구성된 아마골프 레슨 프로그램서. 4×6배판 변형 / 216쪽 / 12,000원

인라인스케이팅 100%즐기기 임미숙 지음
레저 문화에 새로운 강자로 자리매김하고 있는 인라인 스케이팅을 안전하고 재미있게 즐길 수 있도록 알려주는 인라인 스케이팅 지침서. 각단계별 동작을 한눈에 알아볼 수 있도록 세부 동작별 일러스트 수록. 4×6배판 변형 / 172쪽 / 11,000원

배스낚시 테크닉 이종건 지음
현재 한국배스쿨에서 강사로 활약하고 있는 아마추어 배스 낚시꾼이 중급 수준의 배스 낚시꾼들이 자신의 실력을 한 단계 업그레이드 시킬 수 있도록 루어의 활용, 응용법을 상세하게 해설. 4×6배판 / 440쪽 / 20,000원

나도 디지털 전문가 될 수 있다!!! 이승훈 지음
깜찍한 디자인과 간편하게 휴대할 수 있다는 장점 때문에 새로운 생활필수품으로 자리를 잡아가고 있는 디카 · 디캠을 짧은 시간 안에 쉽게 배울 수 있도록 해놓은 초보자를 위한 디카 · 디캠길라잡이서. 4×6배판 / 320쪽 / 19,200원

스키 100% 즐기기 김동환 지음
스키 인구의 확산 추세에 따라 스키의 기초 이론 및 기본 동작부터 상급의 기술까지 단계별 동작을 전문가의 동작사진을 곁들여 내용 구성. 4×6배판 변형 / 184쪽 / 12,000원

태권도 총론 하웅의 지음
우리의 국기 태권도에 관한 실용 이론서. 지도자가 알아야 할 사항, 태권도장 운영이론, 응급처치법 및 태권도 경기규칙 등 필수 내용만 수록. 4×6배판 / 288쪽 / 15,000원

건강하고 아름다운 동양란 기르기 난마을 지음
동양란 재배의 첫걸음부터 전시회 출품까지 동양란의 모든 것 수록. 동양란의 구조 · 특징 · 종류 · 감상법, 꽃대 관리 · 꽃 피우기 ·

발색 요령 등 건강하고 아름다운 동양란 만들기로 구성. 4×6배판 변형 / 184쪽 / 12,000원

수영 100% 즐기기 김종만 지음
물 적응하기부터 수영용품, 수영과 건강, 응용수영 및 고급 수영기술에 이르기까지 주옥 같은 수중촬영 연속사진으로 자세히 설명해주는 수영기법 Q&A. 4×6배판 변형 / 248쪽 / 13,000원

애완견114 황양원 엮음
애완견 길들이기, 애완견의 먹거리, 멋진 애완견 만들기, 애완견의 질병 예방과 건강, 애완견의 임신과 출산, 애완견에 대한 기타 관리 등 애완견을 기를 때 반드시 알아야 할 내용 수록. 4×6배판 변형 / 228쪽 / 13,000원

건강을 위한 웰빙 걷기 이강옥 지음
건강 운동으로서 많은 사람들의 관심을 모으고 있는 걷기운동을 상세하게 설명. 걷기시 필요한 장비, 올바른 걷기 자세를 설명하고 고혈압 · 당뇨병 · 비만증 · 골다공증 등 성인병과 관련해 걷기운동을 했을 때 얻을 수 있는 효과를 수록하여 성인병을 예방하고 치료할 수 있도록 하였다. 대국전판 / 280쪽 / 10,000원

우리 땅 우리 문화가 살아 숨쉬는 옛터 이형권 지음
우리나라에서 가장 가보고 싶은 역사의 현장 19곳을 선정, 그 터에 어린 조상의 숨결과 역사적 증언을 만날 수 있는 시간 제공. 맛있는 집, 찾아가는 길, 꼭 가봐야 할 유적지 등 핵심 내용 선별 수록. 대국전판 올컬러 / 208쪽 / 9,500원

아름다운 산사 이형권 지음
우리나라의 대표적인 산사를 찾아 계절 따라 산사가 주는 이미지, 산사가 안고 있는 역사적 의미를 되새겨 본다. 동시에 산사를 찾음으로써 생활에 찌든 현대인들이 삶의 활력을 되찾는 시간을 갖게 한다. 대국전판 올컬러 / 208쪽 / 9,500원

골프 100타 깨기 김준모 지음
읽고 따라 하기만 해도 100타를 깰 수 있는 골프의 전략 · 전술의 비법 공개. 뛰어난 골프 실력은 올바른 그립과 어드레스에서 비롯됨을 강조한 초보자를 위한 실전 골프 지침서. 4×6배판 변형 / 136쪽 / 10,000원

쉽고 즐겁게! 신나게! 배우는 재즈댄스 최재선 지음
몸치인 사람도 쉽게 따라 하고 배우는 재즈댄스 안내서. 이 책에 실려 있는 기본 동작을 익혀 재즈댄스를 하면 생활 속의 긴장과 스트레스를 털어버리고 활력을 되찾을 수 있으며, 다이어트 효과도 얻을 수 있다. 4×6배판 변형 / 200쪽 / 12,000원

맛과 멋이 있는 낭만의 카페 박성찬 지음
가족끼리, 연인끼리 추억을 만들고 행복한 시간을 보낼 수 있는 서울 근교의 카페를 엄선하여 소개. 카페에 대한 인상 및 기본 정보, 인근 볼거리 등도 함께 수록하여 손안의 인터넷 정보서가 될 수 있게 했다. 대국전판 올컬러 / 168쪽 / 9,900원

한국의 숨어 있는 아름다운 풍경 이종원 지음
우리 나라의 숨어 있는 아름다운 풍경을 찾아 소개하는 여행서. 저자의 여행 감상과 먹거리, 볼거리, 사람 사는 이야기가 담겨 있어 안내서라기보다는 답사기라고 할 수 있는 서정과 사진이 풍부하게 담겨 있다. 대국전판 올컬러 / 208쪽 / 9,900원

사람이 있고 자연이 있는 아름다운 명산 박기성 지음
산을 좋아하는 사람들을 위한 산 안내서. 한번쯤 가보면 좋을 산을 엄선하여 그 산이 갖는 매력을 서정성 짙은 글로 풀어 놓았다. 가는 방법과 둘러 보아야 할 곳도 덤으로 설명. 대국전판 올컬러 / 176쪽 / 12,000원

탈모 예방과 모발 클리닉

2001년 11월 15일 제1판 1쇄 발행
2005년 9월 10일 제1판 3쇄 발행

지은이/장정훈 · 전재홍
펴낸이/강선희
펴낸곳/가림출판사

등록/1992. 10. 6. 제4-191호
주소/서울시 광진구 구의동 57-71 부원빌딩 4층
대표전화/458-6451   팩스/458-6450
홈페이지 http://www.galim.co.kr
e-mail galim@galim.co.kr

값 8,000원

ISBN 89-7895-099-X 13510